Hans-Jürgen Hartmann/Thomas Weischer/Cornelius G. Wittal

Kompromisse und Grenzen in der Implantologie

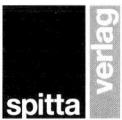

Anschrift der Autoren:
Dr. Hans-Jürgen Hartmann
Graf-Vieregg-Str. 2
82327 Tutzing

PD Dr. Thomas Weischer
Universitätsklinik f. Mund-, Kiefer- und Gesichtschirurgie
Henricistr. 92
45136 Essen

Dr. Cornelius G. Wittal
Zehntsteinweg 34
79110 Freiburg

Bibliografische Information der Deutschen Bibliothek
Die Deutsche Bibliothek verzeichnet diese Publikation in der Deutschen Nationalbibliografie; detaillierte bibliografische Daten sind im Internet über http://dnb.ddb.de abrufbar.

Copyright 2004 by Spitta Verlag GmbH & Co. KG
Ammonitenstraße 1, 72336 Balingen, http://www.spitta.de
Printed in Germany

Das Werk ist urheberrechtlich geschützt. Die dadurch begründeten Rechte, insbesondere die der Übersetzung, der Entnahme von Abbildungen, der Funksendung, der Wiedergabe auf fotomechanischem oder ähnlichem Wege und der Speicherung in Datenverarbeitungsanlagen bleiben, auch bei nur auszugsweiser Verwendung, vorbehalten. Die Wiedergabe von Gebrauchsnamen, Handelsnamen, Warenbezeichnungen usw. in diesem Werk berechtigt auch ohne besondere Kennzeichnung nicht zu der Annahme, dass solche Namen im Sinne der Warenzeichen- und Markenschutz-Gesetzgebung als frei zu betrachten wären und daher von jedermann benutzt werden dürften.

Lektorat: Johanna Graf M. A.
Satz: Lehrmann Premedia, Hechingen
Druck: VeBu Druck + Medien GmbH, Bad Schussenried
ISBN: 3-934211-82-8

Inhalt

Teil I Die implantologische Behandlung
(Thomas Weischer, Cornelius G. Wittal)   7

1 Einleitung   9

2 Implantationserfolg 11

3 Implantationsmisserfolg 17

    Absoluter und relativer Misserfolg 18

4 Misserfolgsursachen 21

    Allgemeine Misserfolgsursachen 24

    Chirurgische Misserfolgsursachen 25
    Primäre Nervverletzung 25
    Sekundäre Nervschädigung 29
    Blutung/Hämatom/Wundödem 30
    Kieferfraktur 33
    Eröffnung der Kiefer- und Nasenhöhle 34
    Sinusitis maxillaris 35
    Falsche Insertionstechnik 36
    Infektion 37
    Implantatfraktur 38
    Schleimhautirritation 39
    Emphysem 40
    Prolaps des Bichat'schen Fettpfropfens 41
    Instrumentenfraktur 41

    Wunddehiszenz 42
    Primärer Implantatverlust 44

Prothetische Misserfolgsursachen 45
    Ungünstige Lokalisation und Achsenrichtung der Implantate 45
    Lockerung und Fraktur von Aufbauelementen, Okklusalschrauben
    und Gerüsten 47
    Ästhetische Komplikationen 49
    Funktionelle Komplikationen 50
    Sekundärer Implantatverlust 50

Misserfolge durch Entzündungen 52

5 Implantationsmisserfolgen vorbeugen 59

6 Forensische Aspekte 63

7 Fallbeispiele 69

Fall 1 – Wundheilungsstörung 70

Fall 2 – Hypästhesie 73

Fall 3 – Parafunktionen mit Schlifffacetten 76

Fall 4 – gestörte Implantateinheilphase 79

Fall 5 – Implantataberration in die Kieferhöhle ... 84

Fall 6 – Implantataberration nach kranial 87

Fall 7 – entzündlicher, nekrotisierender Prozess
         post operationem 89

Fall 8 – Implantatfraktur 91

Fall 9 – kieferorthopädisch bedingte Implantatextrusion 93

Fall 10 – lokale Abszedierung und osteomyelitischer Prozess . 95

8 Literatur 99

Teil II Forensik in der Implantologie
(Hans-Jürgen Hartmann) 107

1 Einleitung 109

2 Die Schritte der implantologischen Behandlung unter forensischen Aspekten 113

Kontaktaufnahme mit dem Patienten 114
Privatleistung Implantation 114

Anamnese 118

Aufklärungsgespräch 120
Aufklärungsverpflichtung 120

Therapiegespräch 125
Zielsetzung 125
Behandlungserfolg 126
Weitere Aspekte 127

Implantologische Therapieleistung 129

Nachsorge 134

| | **Dokumentation** | 135 |
| | OP-Protokoll | 135 |

| | **Prothetische Rekonstruktion** | 137 |
| | **Rechnungslegung** | 138 |

3 Schlussbemerkung 139

4 Anhang 143

Stichwortverzeichnis 165

Teil I
Die implantologische Behandlung

Thomas Weischer/Cornelius G. Wittal

1 Einleitung

Implantologischer Erfolg kontra Misserfolg

Aufschwung der Implantologie

Die Implantologie ist ein relativ neues Fachgebiet in der Zahn-, Mund- und Kieferheilkunde, das in den letzten Jahren einen rasanten Aufschwung genommen hat. Ein Ende dieser Entwicklung ist noch nicht abzusehen (*Spiekermann* 1991, *Spiekermann* 1994, *Tetsch* 1991). Eine Vielzahl implantologischer Kongresse, Fortbildungsveranstaltungen und Zeitschriften werden dem Praktiker angeboten, die in der Regel von immer besseren Erfolgsprognosen der dentalen Implantate und von einem immer größer werdenden Indikationsspektrum berichten (*Albrektsson* et al. 1986, *Richter* et al. 1992, *Spiekermann* 1994, *Tetsch* 1991, *Zarb* und *Schmitt* 1990a, *Zarb* und *Schmitt* 1990b).

Implantatmisserfolg wenig beachtet

Dem Implantatmisserfolg wird dagegen derweil wenig Beachtung geschenkt. Obwohl die Erfolgsprognosen dentaler Implantate in Abhängigkeit von der Indikationsstellung nach 10 bis 15 Jahren laut Literaturangaben mehr als 80 Prozent betragen, bleibt immerhin noch eine Misserfolgsquote von unter 20 Prozent bestehen (*Albrektsson* et al. 1986, *Richter* et al. 1992, *Spiekermann* 1994, *Tetsch* 1991).

Der Implantatverlust, das heißt, der implantologische Misserfolg ist nach Einschätzung der Autoren dabei der Hauptgrund für die juristischen Auseinandersetzungen in der Implantologie. So ist die Zahl der Gerichtsprozesse in diesem Fachgebiet in den letzten Jahren deutlich angestiegen (*Kleinheinz* et al. 2001).

Zielsetzung

Dieser Teil des Buches widmet sich deshalb explizit dem Misserfolg in der dentalen Implantologie, versucht den Misserfolg zu systematisieren und prophylaktische Maßnahmen zur Vermeidung des Implantatmisserfolges aufzuzeigen.

Der Beitrag basiert auf den Erfahrungen der Autoren als Gutachter und zertifizierte Implantologen, auf den zur Weiterbehandlung zugewiesenen Komplikationsfällen sowie auf Literaturrecherchen.

2 Implantationserfolg

Fließender Übergang vom Erfolg zum Misserfolg

Bevor man sich dem Implantatmisserfolg zuwendet, muss abgeklärt werden, was eigentlich unter einem Implantaterfolg zu verstehen ist.

Medizinischer Erfolg

Im Allgemeinen wird der »Erfolg« mit etwas Dauerhaftem, Perfektem und Endgültigem gleichgestellt. In der Medizin dagegen und somit auch in der dentalen Implantologie wird eine Behandlung auch dann noch als erfolgreich angesehen, wenn sie nur über einen begrenzten Zeitraum eine subjektive und objektive Besserung des klinischen Zustandes eines Patienten ermöglicht, ohne gleichzeitig bleibende Schäden hervorzurufen (*Spiekermann* 1994).

Implantaterfolg

Der Erfolg dentaler Implantate ist jedoch nicht allein an einem Kriterium festzumachen. Eine Behandlung wird als »begrenzt« erfolgreich angesehen, wenn das erreichte Behandlungsziel nur in Teilen dem gewünschten Behandlungsergebnis entspricht, ohne dass jedoch gleichzeitig bleibende Schäden gesetzt werden.

Kompromisse bei suboptimalen Bedingungen einplanen

Kompromisse im Behandlungsziel müssen dann von vornherein kalkuliert werden, wenn keine optimalen Bedingungen für die jeweils angestrebte implantologische Behandlung vorliegen und somit auch kein Behandlungsergebnis erreicht werden kann, das das tatsächlich Mögliche darstellt. Beispielsweise kann eine verlängerte Einzelzahn-Frontzahnkrone als Behandlungsergebnis dadurch bedingt sein, dass vom Patienten vor der Implantation eine Osteoplastik zur Schaffung optimaler knöcherner Verhältnisse für ein optimales Behandlungsergebnis nicht gewünscht wurde.

> **!** Der Übergang eines vollen Behandlungserfolgs über einen begrenzten Behandlungserfolg zu einem Behandlungsmisserfolg verläuft fließend.

Durch das zunehmende Anwendungsspektrum dentaler Implantate ist ferner nicht mehr allgemein von einem Implantaterfolg zu sprechen, ohne vorher das Anwendungskollektiv näher zu charakterisieren.

Vielmehr sollten in Zukunft aufgrund des sich noch ständig erweiternden Anwendungsspektrums die spezifischen Implantaterfolgskriterien einem spezifischen Patientenkollektiv (Durchschnittskollektiv, Tumorpatienten etc.) zugeordnet werden.

Erfolgskriterien
- individuell festlegen

Die Erfolgsbewertung dentaler Implantate ist auch nicht zeitlos, sondern wird dem jeweiligen Stand der Entwicklung und der wissenschaftlichen Erkenntnisse angepasst. Während 1978 eine Implantatmobilität von weniger als einem Millimeter noch ein erfolgreiches Implantat beschrieb, so wird heute diese Implantatmobilität aufgrund neuerer Erkenntnisse als Misserfolgskriterium bewertet.

- von Forschung/ Entwicklung abhängig

Die 1978 von der NIH-Consensuskonferenz aufgestellten Implantaterfolgskriterien (Abb. 1) stellen heute allenfalls noch eine Orientierungshilfe dar.

Abb. 1
Kriterien für den Implantaterfolg bei einem Durchschnittskollektiv nach der Consensus Conference NIH 1978

1. Mobilität
Die Implantatmobilität liegt unter 1 mm in jede Richtung.

2. Röntgen
Der vertikale Knochenabbau ist kleiner als 1/3 der Implantatlänge.

3. Weiteres
Therapeutisch beherrschbare gingivale Entzündung. Keine Symptome einer Infektion, keine Par- oder Anästhesien durch Verletzungen von Nerven, keine Verletzung der Kiefer- oder Nasenhöhle.

4. Mindesterfolgsraten
75% nach fünf Jahren

Zum heutigen Zeitpunkt gelten die Implantaterfolgskriterien von

- *Albrektsson* et al. 1986 (Abb. 2)

- *Smith* und Zarb 1989 (Abb. 2) und von

- *Spiekermann* 1994 (Abb. 3)

als Indikatoren, die zur Bewertung einer implantologischen Behandlung in einem Durchschnittskollektiv heranzuziehen sind.

1. Mobilität
Das einzelne, unverblockte Implantat ist klinisch unbeweglich.

2. Röntgen
Keine periimplantäre Radioluszenz, mittlerer jährlicher Knochenabbau nach dem ersten postoperativen Jahr < 0,2 mm.

3. Weiteres
Keine Schmerzen, Infektionen, Neuropathien, Parästhesien oder Verletzungen des Nervkanals. Ästhetisch zufriedenstellende Rehabilitation.

4. Mindesterfolgsraten
85% (80%) nach fünf (zehn) Jahren

Abb. 2
Kriterien für den Implantaterfolg bei einem Durchschnittskollektiv nach *Albrektsson* et al. 1986 sowie *Smith* und *Zarb* 1989

1. Mobilität
Das einzelne, unverblockte Implantat ist klinisch unbeweglich, d.h., der Lockerungsgrad liegt nicht über 0 und entspricht somit einem Periotest-Wert von -8 bis +10.

2. Röntgen
Keine periimplantäre Radioluszenz. Der vertikale Knochenabbau ist nicht größer als 4 mm bei zwei aufeinanderfolgenden Kontrollen.

3. Weiteres
Keine Verletzung von Nerven, der Nasen- oder Kieferhöhle. Die Sulcustiefe mesial, distal, bukkal oder oral ist nicht mehr als 5 mm bei zwei aufeinanderfolgenden Kontrollen.

4. Mindesterfolgsraten
85% (80%) nach fünf (zehn) Jahren

Abb. 3
Kriterien für den Implantaterfolg bei einem Durchschnittskollektiv nach *Spiekermann* 1994

Ferner sind mittlerweile auch spezifische Erfolgskriterien für dentale Implantate, die in speziellen Patientenkollektiven erprobt worden sind, aufgestellt worden. Diese Kriterien sind auf die spezifischen Anforderungen an dentale Implantate in diesem Kollektiv (*Keller* et al. 1997, *Niimi* und *Ueda* 1995, *Tolman* und *Keller* 1991, *Weischer* und *Mohr* 1997), zum Beispiel bei Patienten mit oropharyngealem Tumor (Abb. 4a und b), abgestimmt (*Weischer* und *Mohr* 1999).

Abb. 4a und b
Kriterien für den Implantaterfolg bei Patienten mit oropharyngealen Tumoren nach *Weischer* und *Mohr* 1996

1. Mobilität
Das einzelnde, unverblockte Implantat weist einen Periotestwert kleiner gleich 10 auf.

2. Position
Das Implantat wird defektprothetisch genutzt, ist der Mundhygiene zugänglich und führt zu keiner Traumatisierung der perioralen Weichteile. Es erlaubt die Anfertigung einer Suprakonstruktion, die eine sichere Lagestabilität, eine suffiziente Okklusion, Phonation, Mastikation und eine kosmetisch günstige Weichteilabstützung und -ausformung aufweist.

3. Röntgen
Keine periimplantäre Radioluszenz. Vertikaler Knochenabbau nicht größer als 4 mm bei zwei aufeinanderfolgenden Kontrollen. Knöcherne Implantatfassung größer 1/3 der Implantatlänge.

4. Weiteres
Keine Schmerzen, Infektionen, Neuropathien, Parästhesien oder Nervverletzungen.
Keine defektprothesenbedingten Druckstellen im Bereich des Prothesenlagers bei bestrahlten Patienten.
Patientensubjektive Zufriedenheit mit der defektimplantologischen Versorgung in funktioneller und gesichtsästhetischer Hinsicht.

5. Mindesterfolgsraten
75% nach 5 Jahren

Abb. 4b

3
Implantationsmisserfolg

Absoluter und relativer Misserfolg

Die Autoren schlagen vor, unter einem Implantatmisserfolg diejenigen Implantate zusammenzufassen, die nicht oder nur begrenzt zu einer objektiven Besserung des klinischen Zustandes beitragen oder bleibende Schäden verursachen.

Die Autoren schlagen weiterhin vor, zwischen einem

- absoluten Implantatmisserfolg
- und einem relativen Implantatmisserfolg

zu unterscheiden.

Die folgenden Ausführungen beziehen sich auf ein Durchschnittskollektiv.

Absoluter Misserfolg

> Ein *absoluter Implantatmisserfolg* liegt dann vor, wenn ein Implantat
> - vor der prothetischen Versorgung verloren geht,
> - prothetisch nicht genutzt werden kann (»Sleeping Implant«) oder
> - wenn durch das Implantat gravierende, bleibende Schäden gesetzt worden sind.

Relativer Misserfolg

Ein *relativer Implantatmisserfolg* liegt dann vor, wenn
- ein Implantat frühzeitig nach prothetischer Versorgung verloren geht,
- es keine funktionell und ästhetisch befriedigende Suprastruktur erlaubt,
- ein verstärkter periimplantärer Knochenabbau auftritt oder wenn durch
- die implantologische Behandlung Verletzungen anatomischer Strukturen aufgetreten sind.

4
Misserfolgsursachen

Komplikationen sind in jeder Behandlungsphase möglich

Implantologische Behandlungsabschnitte

Die implantologische Behandlung besteht aus mehreren Behandlungsabschnitten.

- Sie beginnt mit der Patientenauswahl und der präoperativen Planung und Diagnostik.

- Es schließt sich der chirurgische Behandlungsteil, die eigentliche Implantatinsertion, an, die in der Regel nach einer Einheilphase mit der Implantatfreilegung endet.

- Darauf folgen die prothetische Versorgung und eine über Jahre dauernde Nachsorge.

Zu jedem Zeitpunkt dieser Behandlung können Probleme und Komplikationen auftreten, die zum Implantatmisserfolg führen (*Spiekermann* 1994, *Weischer* und *Mohr* 1999) (Abb. 5 und 6).

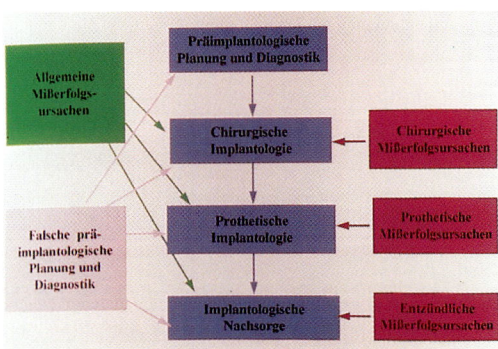

Abb. 5
Einflüsse auf die implantologische Behandlung, die Misserfolge nach sich ziehen können.

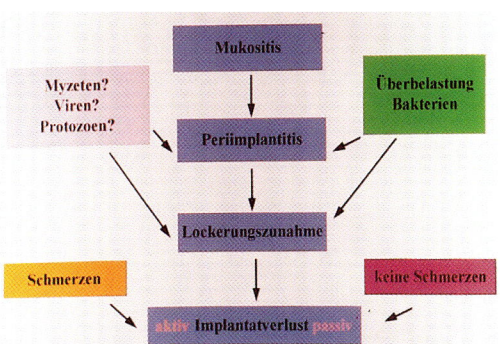

Abb. 6
Ätiologie des Implantatverlusts

Allgemeine Misserfolgsursachen

Zu den allgemeinen Misserfolgsursachen zählen eine

- falsche Indikationsstellung und Patientenauswahl,

- Überschätzung der eigenen chirurgisch-implantologischen und prothetisch-implantologischen Fähigkeiten,

- unzureichende räumliche, materielle und personelle Ausstattung,

- falsche Materialauswahl und ein

- sich ändernder allgemeinmedizinischer Status (siehe auch »Fallbeispiele, Fall 1 – Wundheilungsstörung« S. 70 ff.) (*Spiekermann* 1994).

Chirurgische Misserfolgsursachen

Zu den chirurgischen Misserfolgsursachen zählen:

- primäre Nervverletzungen,
- sekundäre Nervschädigungen,
- Blutungen,
- Kieferfrakturen,
- Eröffnungen der Kiefer- und Nasenhöhle,
- Sinusitis maxillaris,
- falsche Insertionstechnik,
- Infektionen,
- Implantatfraktur,
- Schleimhautirritationen und
- primäre Implantatverluste (siehe auch »Fallbeispiele, Fall 2 – Hypästhesie« S. 73 f.) (*Spiekermann* 1994, *Strunz* und *Tetsch* 1985).

Primäre Nervverletzung

Primäre Nervverletzungen sind Nervverletzungen während des operativen Eingriffs. Häufig betroffen sind der Nervus alveolaris inferior beziehungsweise der Nervus mentalis und der Nervus lingualis. Sehr selten betroffen ist der Nervus infraorbitalis.

Intraoperativ

Als weitere Möglichkeit einer Nervbeeinträchtigung bei einer Implantation ist auch immer an eine Spritzenverletzung bei der Anästhesierung zu denken (*Spiekermann* 1994, *Tetsch* 1991).

Behandlungs- und Prophylaxemaßnahmen

Vermeidbare Komplikationen

Intraoperative Nerverletzungen stellen immer vermeidbare Komplikationen dar.

Behandlungsplanung

UK-Seitenzahnbereich

Durch eine präzise präoperative Behandlungsplanung, zu der im Seitenzahnbereich des Unterkiefers Schichtaufnahmen, insbesondere dentalcomputertomographische Untersuchungen (Abb. 7), wichtige Informationen und Hilfestellungen liefern, lassen sich viele Nervschädigungen vermeiden. Hilfreich können auch Bohrertiefenstopps sein, die von einigen Implantatsystemen (zum Beispiel Frialit-2-System) angeboten werden (siehe auch »Fallbeispiele, Fall 2 – Hypästhesie« Abb. 31, S. 73 f.). Durch diese Tiefenstopps kann das Risiko einer tieferen Kavitätenaufbereitung (und damit das Risiko einer iatrogenen Nervverletzung) minimiert werden.

Des Weiteren sollte nur dann implantiert werden, wenn auch die chirurgischen Fähigkeiten des jeweiligen Operateurs für die gegebenen anatomischen Situationen ausreichend sind.

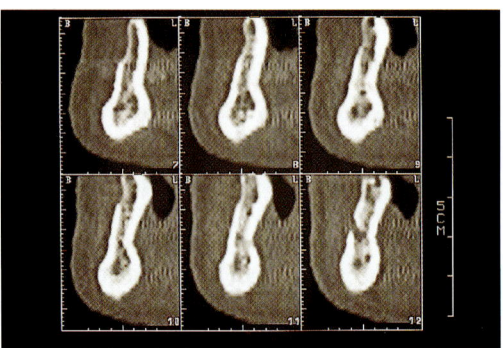

Abb. 7
Transversale Schichten im Computertomogramm. Die Schichten geben nahezu eine 1:1-Darstellung wieder. Der Austritt des Nervus mentalis aus dem Foramen mentale ist auf Schicht 12 bestens zu erkennen.

Implantatinsertionen

Bei Implantationen im Unterkiefer-Frontbereich sollte das Foramen mentale immer dargestellt werden, damit der Nervus mentalis geschützt werden kann. Zwischen Foramen mentale und mesialer Implantatkavität sollte ein Abstand von mindestens fünf bis sieben Millimetern verbleiben.

UK-Front

Bei Implantatinsertionen im UK-Seitenzahnbereich sollte zum Canalis mandibularis ein Abstand von einem bis zwei Millimeter belassen werden. Bei einem zu geringen Abstand zum Mandibularkanal kann durch das Implantat ein Druck auf den Canalis mandibularis (auch ohne dessen Perforation) und damit sekundär auf den Nervus alveolaris inferior ausgeübt werden, woraus gegebenenfalls chronische Schmerzen resultieren können.

UK-Seitenzahnbereich

Abstand zum Mandibularkanal beachten

Eine Implantatinsertion im Unterkiefer-Seitenzahnbereich »am Nerv vorbei« ohne begleitende präprothetisch-chirurgische Maßnahmen (Nervlateralisation) beinhaltet auch heute noch ein hohes Nervverletzungsrisiko und wird deshalb von den Autoren nicht empfohlen.

Präprothetisch-chirurgische Maßnahmen

Intraoperative Nervschädigungen können durch

- die Kavitätenaufbereitung beziehungsweise die Implantation an sich oder auch durch

- die Schnittführung beziehungsweise begleitende intraoperative Maßnahmen (Knochenkantenglättung etc.) ausgelöst werden (Abb. 8 bis 11).

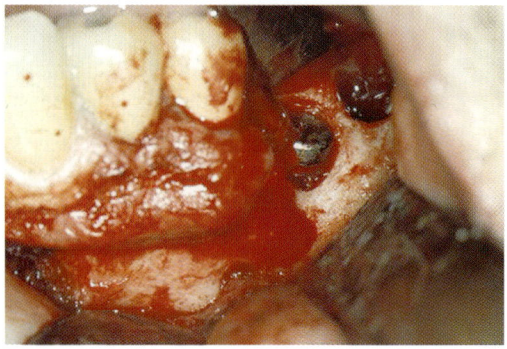

Abb. 8
Zustand einen Tag nach Implantatinsertion Unterkiefer links alio loco. Anästhesie im Bereich des Nervus alveolaris inferior links

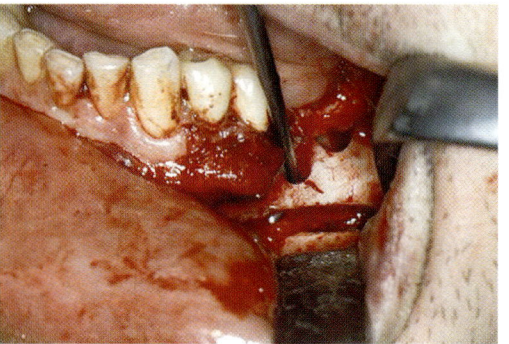

Abb. 9
Zustand nach Entfernung der beiden Implantate und Darstellung des Nervus alveolaris inferior sowie des Foramen mentale links. Die Implantatkavitäten reichten bis in den Kanal hinein.

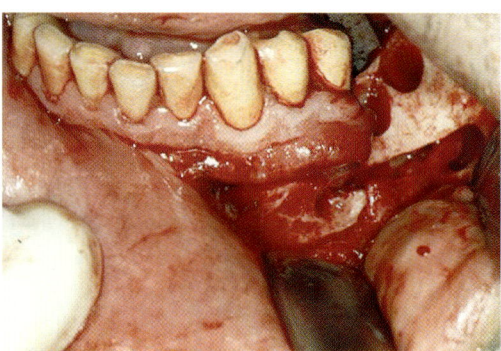

Abb. 10 und 11
Zustand nach sekundärer Nervdistalisierung

Chirurgische Misserfolgsursachen

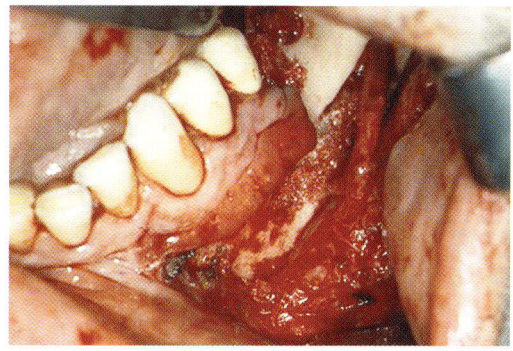

Abb. 11

Bei Nervverletzungen im Rahmen der Implantation bemerkt der Patient trotz Lokalanästhesie häufig Schmerzen, die sofort zum Abbruch der Implantation in der betroffenen Region zwingen.

Schmerzen

Bleibt nach Implantatinsertion im Seitenzahnbereich des Unterkiefers eine Anästhesie oder Hypästhesie bestehen, so sollte das Implantat kurz nach der Implantation zurückgedreht oder gar entfernt werden. Zusätzlich können gegebenenfalls Vitaminpräparate (zum Beispiel Neurobion®) verabreicht werden, deren günstige Wirkung bei mechanischer Nervirritation jedoch noch nicht gesichert ist.

Fortdauer von Anästhesie/ Hypästhesie

Bei implantationsbedingten Nervschädigungen, insbesondere bei denjenigen, die mit einer Nervkontinuitätsbeeinträchtigung einhergehen, sollte eine schnelle Vorstellung in einer Fachklinik erfolgen.

Überweisung

Bei intraoperativen Nervläsionen sollte der Patient postoperativ darüber aufgeklärt werden.

Patienten aufklären

Sekundäre Nervschädigung

Sekundäre, in der Regel temporäre Schädigungen des Nervus alveolaris inferior beziehungsweise des Nervus mentalis können direkt postoperativ durch ein ausgedehntes Wundödem oder Hämatom auftreten.

Postoperativ

Postoperative Sensibilitätsstörungen können ferner durch eine vom Implantat auf den Nerven überspringende Entzündung (Periimplantitis, Osteomyelitis) sowie – bei weit kranial verlaufendem Nerv – bei Druckbelastung des Kieferabschnittes (Kaudruck) vorkommen (*Spiekermann* 1994, *Tetsch* 1991).

Behandlungs- und Prophylaxemaßnahmen

Wundödem/Hämatom

Nervbeeinträchtigungen, durch ein Wundödem oder Hämatom bedingt, gehen in den meisten Fällen bei abklingendem Hämatom beziehungsweise Wundödem zurück. Medikamentös (Kortison, Resorptionsmedikation) muss selten interveniert werden.

Entzündung

Nervbeeinträchtigungen durch eine von dem Implantat auf den Nerv überspringende Entzündung können durch Implantatrevison unter antibiotischer Abdeckung behandelt werden. Gegebenenfalls muss in seltenen Fällen auch das Implantat entfernt werden.

Kaudruck

Nervbeeinträchtigungen durch Kaudruck auf einen weit kranial verlaufenden Nervus alveolaris inferior können in Abhängigkeit von den anatomischen Verhältnissen beispielsweise durch eine Tieferlegung des Foramens, eine Nervverlagerung oder Osteoplastik behoben werden.

Blutung/Hämatom/Wundödem

Ursachen

Blutungen können durch

- Gefäßverletzungen (zum Beispiel Arteria palatina, Arteria lingualis, Arteria mandibularis),

- Verletzung der stark durchbluteten Nasenschleimhäute,

Chirurgische Misserfolgsursachen

- implantologische Maßnahmen bei bestehenden Gerinnungsstörungen und durch Lokalanästhetika bedingte Nachblutungsursachen

ausgelöst werden.

Blutungen aus der Knochenkavität sistieren meistens spontan, spätestens beim Einsetzen des Implantates.

Knochenkavität

Folgen

Gefährlich werden Blutungen dann, wenn beim Implantieren Mundbodengefäße verletzt werden, wobei es zur lebensbedrohlichen Verlegung der Atemwege kommen kann (*Krenkel* und *Holzner* 1986, *Manson* et al. 1990, *Sailer* und *Pajarola* 1996). Blutungen können zu postoperativen Hämatomen führen (Abb. 12 bis 14), die insbesondere die Gesichtsästhetik temporär zu beeinträchtigen vermögen. Der Hämatomdruck kann vorübergehend auch zu einer sekundären Nervläsion führen.

Cave: Verletzung der Mundbodengefäße

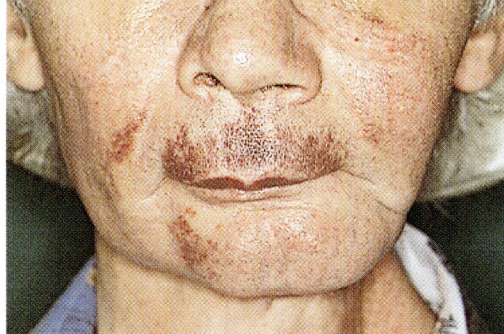

Abb. 12
Periorale Hämatome einen Tag nach Insertion von fünf Implantaten in den Oberkiefer und fünf Implantaten in den Unterkiefer in Lokalanästhesie

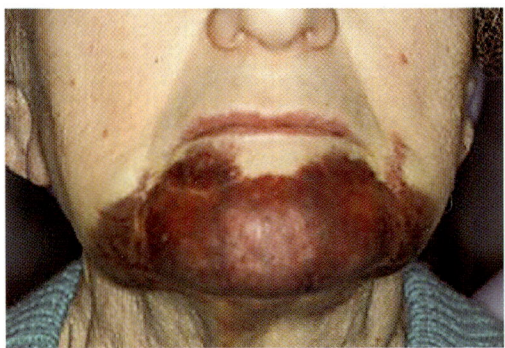

Abb. 13 und 14
Klinische Ansicht und Orthopantomogramm: Ausgeprägtes Hämatom intra- und extraoral einen Tag nach Insertion von drei Implantaten interforaminär bei fehlendem Absetzen einer antikoagulativen Medikation zeitig vor dem Eingriff

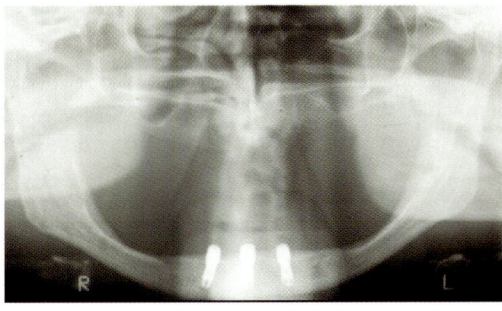

Abb. 14

Wunddehiszenzen

Bei einem Wundödem besteht die Gefahr, dass eine Wundheilung per primam verhindert wird und Wunddehiszenzen entstehen.

Je traumatisierender, das heißt, je länger und je gröber (manuell und instrumentell) der Eingriff durchgeführt wird, desto ausgeprägter wird das Wundödem sein.

Ödeme können auch sekundäre, vorübergehende Nervläsionen durch Druck auf den Nerven auslösen.

Behandlungs- und Prophylaxemaßnahmen

Durch eine präzise präoperative Planung der Implantatlänge, -breite und -inklination sowie eine sorgfältige intraoperative Blutstillung einschließlich einer gewissenhaften Auswahl und Anwendung des

Lokalanästhetikums lassen sich Blutungskomplikationen weitestgehend vermeiden.

Bei unklarem Gerinnungsstatus sollte vor der Implantation mit dem Hausarzt Kontakt aufgenommen und bei bestehender Gerinnungseinschränkung der Patient an eine Klinik verwiesen werden. Bei auftretenden, nicht sicher beherrschbaren Blutungen ist eine sofortige/schnelle Vorstellung in einer Fachklinik (lebens-)wichtig. *Unklarer Gerinnungsstatus*

Bei Hämatomen ist gegebenenfalls eine Entlastung durch eine vorzeitige Nahtlösung notwendig. Ausgeprägte Hämatome verlangen gegebenenfalls eine prophylaktische Antibiose. Lokal können zum schnelleren Hämatomabbau auch Heparinsalben verordnet werden. *Hämatome*

Vor der Operation sollten die Patienten über mögliche Hämatome, die sie eventuell beruflich – aufgrund einer temporär herabgesetzten Gesichtsästhetik – beeinträchtigen können, aufgeklärt werden. *Patienten aufklären*

Zur Minimierung eines Wundödems sollte der geplante Eingriff so schnell wie möglich durchgeführt werden. Hierzu ist wiederum eine sorgfältige präoperative Planung notwendig. *Sorgfältige Planung/zügige OP*

Ferner sollten alle eingriffsspezifischen Instrumente (geschärft und nicht stumpf) vorliegen. Bei einem eingetretenen, ausgeprägten Wundödem sollte gegebenenfalls frühzeitig zur Entlastung eine Naht gelöst werden. Eventuell sind zusätzlich Antiphlogistika (zum Beispiel Voltaren®) und feuchtkalte Umschläge notwendig.

Kieferfraktur

Kieferfrakturen im Zusammenhang mit dentalen Implantaten treten ausschließlich im Unterkiefer auf. *Unterkiefer*

Diese Frakturen können intraoperativ auftreten oder kurz nach der Implantation oder sich auch erst als Spätfrakturen darstellen.

Intraoperativ	Intraoperative Frakturen entstehen aufgrund einer Unterbrechung der Kieferkontinuität durch die Einbringung zu groß dimensionierter Fixturen beziehungsweise durch die zu starke Schwächung der knöchernen Kontinuität und Unterkieferfrakturierung beim Vorbohren der Knochenkavitäten und Einbringen der Implantate.
Postoperativ	Unterkieferfrakturen kurz nach der Implantatinsertion können durch muskuläre und kaufunktionelle Kräfte, die auf den Unterkiefer bei geringer Restkontinuität einwirken, sowie durch zusätzliche Traumata erfolgen.
Spätfrakturen	Spätfrakturen treten nach der Insertion des Implantats bei geringer Restkontinuität und Traumata auf (*Manson* et al. 1990, *Tolman* und *Keller* 1991).

Behandlungs- und Prophylaxemaßnahmen

Eine sorgfältige präoperative Diagnostik mit Abklärung der knöchernen Verhältnisse und der zu erwartenden Kauverhältnisse sowie ein atraumatisches operatives Vorgehen reduzieren das Risiko einer intraoperativen beziehungsweise postoperativen Unterkieferfraktur auf ein Minimum.

Tritt post implantationem eine Kieferfraktur auf, muss eine sofortige Überweisung in eine Fachklinik erfolgen (*Schug* et al. 1999).

Eröffnung der Kiefer- und Nasenhöhle

Während ein Hineinragen dentaler Implantate in die Nasenhöhle vermieden werden sollte, haben Untersuchungen gezeigt, dass ein Hineinragen dentaler Implantate in die Kieferhöhle in einer Länge von zirka einem Millimeter keine Komplikationen bewirkt, so lange das Implantat entzündungsfrei ist (*Konter* und *Pape* 1995).

Behandlungs- und Prophylaxemaßnahmen

Auch hier kann durch eine sorgfältige präoperative Diagnostik das Hineinragen dentaler Implantate in die Nasenhöhle beziehungsweise ein zu weites Hineinragen eines dentalen Implantates in die Kieferhöhle vermieden werden.

Bei reduziertem Knochenangebot (größer sechs Millimeter) im Oberkiefer-Seitenzahnbereich kann das Knochenangebot beispielsweise durch einen Sinuslift nach *Summers* einfach in der Form erweitert werden, dass zwar der Kieferhöhlenboden frakturiert, die Sinusschleimhaut jedoch unversehrt bleibt (ggf. unter endoskopischer Kontrolle) (*Deckwer* und *Engelke* 1998, *Summers* 1994).

Reduziertes Knochenangebot

Liegt eine ausgeprägte Knochenatrophie vor, sind größere Osteoplastiken notwendig (zum Beispiel Sinuslift nach *Tatum*, Auflagerungsosteoplastik, Oberkiefersandwichplastik), um Implantate trotz der ausgedehnten Kieferhöhle inserieren zu können, ohne deutlich in die Kieferhöhle hineinzuragen (*Keller* et al. 1997, *Konter* und *Pape* 1995, *Spiekermann* 1994).

Ausgeprägte Knochenatrophie

Sinusitis maxillaris

Chronische Schmerzen ohne eine direkte Nervbeeinträchtigung treten in der Regel nur im Oberkieferbereich auf. Diese Schmerzen gehen in der Regel mit einer Sinusitis oder Rhinitis einher.

Schmerzen ohne Nervbeeinträchtigung

Die implantogen bedingte Sinusitis oder Rhinitis kann durch eine periimplantäre Entzündung mit sich hieraus entwickelnder Mund-Antrum-Verbindung hervorgerufen werden.

Behandlungs- und Prophylaxemaßnahmen

Liegt eine rhinogen bedingte Sinusitis als Schmerzursache vor, ist die Behandlung auf die Sinusitis begrenzt.

Rhinogen bedingte Sinusitis

Implantogen bedingte Sinusitis

Liegt eine implantogen bedingte Sinusitis vor, muss neben der Sinusitisbehandlung eine Implantatrevision, die in der Regel mit einer Explantation verbunden ist, durchgeführt werden (*Ehrenfeld* et al. 1990, *Strunz* und *Tetsch* 1985).

Falsche Insertionstechnik

Primäre Kennzeichen

Eine falsche Insertionstechnik zeigt sich primär (abgesehen von der Verletzung anatomischer Strukturen) in

- knöchernen Dehiszenzen,
- Perforationen der Außenkortikalis,
- Verletzungen der Nachbarzähne und
- fehlender Primärstabilität.

(Zu den sekundären Zeichen einer falschen Insertionstechnik siehe »Implantationsmisserfolg« S. 18 ff.).

Falsche Insertionstechniken in Form eines zu schnellen und druckhaften Aufbereitens einer Implantatkavität lassen sich häufig nicht sofort objektivieren und zeigen sich erst später durch eine ausbleibende oder reduzierte Osseointegration.

Behandlungs- und Prophylaxemaßnahmen

Dehiszenzen > 3 mm

Treten Dehiszenzen am Implantat auf, die größer als drei Millimeter sind, so sollten diese, am besten mittels der GBR-Technik, gedeckt werden (*Tetsch* 1991). Diese Technik sollte ebenfalls bei vestibulären Kortikalisperforationen im Ober- und Unterkiefer benutzt werden.

Treten linguale Perforationen im Unterkiefer auf, so sollten diese Kavitäten nicht mehr als Implantatlager in Betracht gezogen werden.

Linguale Perforationen, UK

Eine Verletzung der Nachbarzähne lässt sich durch die Verwendung von Bohrschablonen weitestgehend vermeiden. Treten dennoch Verletzungen auf, so muss an diesen Zähnen eine endodontische Behandlung, häufig kombiniert mit einer Wurzelspitzenresektion, durchgeführt werden (*Jemt* et al. 1989).

Verletzung Nachbarzähne

Bei fehlender Primärstabilität und Verwendung eines einzeitigen Implantates sollte dieses nicht belassen, sondern sofort entfernt werden.

Fehlende Primärstabilität

Anders verhält es sich bei zweizeitigen Systemen. Hier kann bei längeren Implantaten versucht werden, durch Verlängerung der Einheilzeit eine sekundäre Stabilisierung herzustellen (*Lekholm* et al. 1985). Vorher sollte jedoch versucht werden, durch Einpflanzung eines durchmessererweiterten Implantates oder durch Einbringung von Bohrspänen in die Implantatkavität und anschließender Fixturinsertion eine Primärstabilität zu erreichen.

Zweizeitige Systeme

Infektion

Infektionen zeigen sich klinisch durch

Klinische Kennzeichen

- Schwellung,

- Schmerzen,

- Druckdolenz,

- Rötung,

- entzündliches Exsudat, eventuell erhöhte Temperatur, oder durch eine

- Fistel.

Behandlungs- und Prophylaxemaßnahmen

Wenn eine Entzündung vorliegt, sollte eine sofortige antibiotische Abdeckung erfolgen. Ferner sollten Nähte geöffnet werden, sodass das entzündliche Exsudat entweichen kann. Häufig erfolgt nach dem Abklingen der Entzündung eine sekundäre Wundheilung. Bei Implantatmobilität sollte die Fixtur entfernt werden.

Implantatfraktur

Ursachen

Implantatfrakturen können ihre Ursache in Materialfehlern oder Ermüdungsbrüchen aufgrund einer Überbelastung haben, sie können aber auch Traumafolge sein (Abb. 15 und 16).

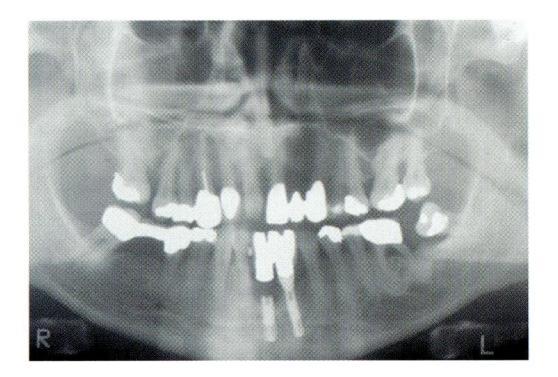

Abb. 15 und 16
Orthopantomogramm und klinische Ansicht: Zustand nach Fraktur eines Brånemark-Implantates (Durchmesser 3 mm) Unterkieferfront

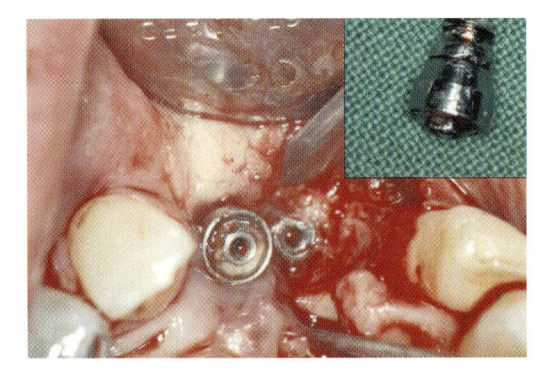

Abb. 16

Frische Implantatfrakturen lassen sich häufig röntgenologisch allein sehr schwer erkennen. In der Regel findet man periimplantäre Knochendefekte.

Diagnose

Behandlungs- und Prophylaxemaßnahmen

Die Behandlung besteht in der Regel aus einer Entfernung der Implantatfragmente unter Schonung der Knochensubstanz, sodass eventuell direkt mit einem durchmessererweitetem Implantat nachimplantiert werden kann.

Bei schwierigen anatomischen Verhältnissen geben einzelne Autoren auch an, Fragmente in situ zu belassen, falls keine periimplantäre Entzündung vorliegt und falls nicht nachimplantiert werden soll (*Maeglin* 1988 und *Markwalder* 1989).

Schleimhautirritation

Schleimhautirritationen können besonders bei Patienten mit

Gefährdete Patienten

- ausgeprägter Spina nasalis anterior,

- stark atrophiertem Ober- und Unterkiefer mit flachem Vestibulum sowie mit

- hohem Mundboden

auftreten.

Behandlungs- und Prophylaxemaßnahmen

Bei persistierenden Schleimhautirritationen sollte eine Spinamodellation, eine Vestibulumplastik und/oder eine Mundbodensenkung durchgeführt werden.

Emphysem

Ursachen

Ein Emphysem kann bei

- einem Einsatz von Pulverstrahlgeräten,
- luftgekühltem Laser im Rahmen der Periimplantitisbehandlung,
- nichtsachgerechten H_2O_2-Spülungen,
- Luftbläseranwendungen sowie bei
- absolut kontraindizierter Knochenkavitätenaufbereitung mit Turbinen

auftreten.

Klinische Kennzeichen

Emphyseme zeigen sich durch luftkissenartige, elastische Schwellungen mit einem schneeballartigen Knistern bei Palpation.

Behandlungs- und Prophylaxemaßnahmen

Vermeiden lassen sich Emphyseme durch sorgfältige Indikationsstellung und vorsichtige, sachgerechte Anwendung implantologischer Behandlungsmaßnahmen und -mittel.

Bei einem Emphysem sollten kalte Umschläge verordnet werden. Gegebenenfalls ist auch zusätzlich eine prophylaktische Antibiose notwendig.

Ist die Emphysemursache unklar oder treten bei der Emphysembehandlung Schwierigkeiten auf, sollte die Vorstellung in einer Fachklinik erfolgen.

Prolaps des Bichat'schen Fettpfropfens

Bei Eingriffen im Oberkiefer-Seitenzahnbereich ist ein Prolaps des Bichat'schen Fettpfropfens möglich.

OK-Seitenzahnbereich

Behandlungs- und Prophylaxemaßnahmen

Tritt im Rahmen einer Implantation im Oberkiefer-Seitenzahnbereich ein Prolaps des Bichat'schen Fettpfropfens auf, so sollte der Fettpropf reponiert werden.

Instrumentenfraktur

Kommt es bei einer Implantation zu einer Instrumentenfraktur, so kann durch ein belassenes Instrument

Mögliche Folgen

- eine Metallose,
- eine Fremdkörperreaktion oder
- eine Aberration des Instrumentes in andere Körperregionen

eintreten.

Behandlungs- und Prophylaxemaßnahmen

Insbesondere zur Vermeidung einer Aberration eines frakturierten Instrumentes in andere Körperregionen sollte das Fragment aufgesucht und entfernt werden. Hierzu sind, falls erforderlich, Röntgenaufnahmen in zwei Ebenen (eventuell intraoperativ) notwendig.

Muss viel Knochen zur Fragmententfernung geopfert werden, so sollte unter Umständen von einer Implantation Abstand genommen werden.

Bei kritischer Lage des Fragmentes ist eine sofortige Überweisung in eine Fachklinik notwendig.

Der Patient muss postoperativ über diese Komplikation aufgeklärt werden.

Präoperative Instrumentenkontrolle

Zur Minimierung des Instrumentenfrakturrisikos sollte sich der Operateur vor dem Eingriff von dem einwandfreien Zustand des Operationsinstrumentariums überzeugen und die einzelnen Instrumente auch nur indikationsgerecht anwenden.

Wunddehiszenz

Ursachen

Eine Wunddehiszenz kann durch

- eine Infektion,
- ein Ödem,
- ein Hämatom,
- einen nicht spannungsfreien Wundverschluss,
- eine falsche Operations- und Nahttechnik und
- durch eine fehlende postoperative Patientencompliance

bedingt sein (Abb. 17).

Chirurgische Misserfolgsursachen

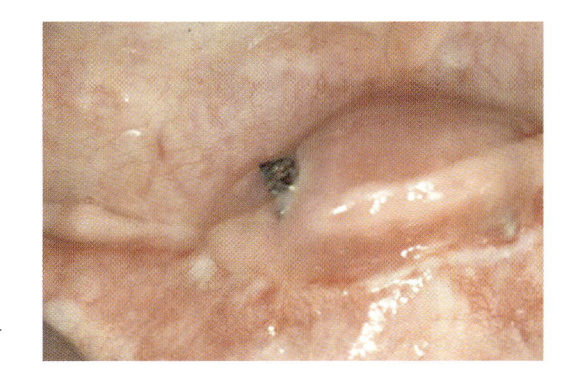

Abb. 17
Partiell freiliegende Titanmembran Unterkiefer rechts. Ursache war ein exzessives Tragen einer provisorischen Unterkieferprothese in der Einheilphase nach Implantatinsertion interforaminär.

Wunddehiszenzen zeigen sich durch nichtprimäre Adaptation der Wundränder mit primär nur fribrinöser Bedeckung des Operationsgebietes oder gar freiliegendem Knochen.

Klinische Kennzeichen

Behandlungs- und Prophylaxemaßnahmen

Treten Wunddehiszenzen – aus welcher Ursache auch immer – auf, so sollte das Wundgebiet, falls keine Entzündungszeichen vorliegen, sekundär abheilen. Unterstützend können Mundspülungen mit Chlorhexidin oder lokal granulationsfördernde Salben (zum Beispiel Kamistad Gel®) verordnet werden.

Bei straffem, stabilem Gewebe kann gegebenenfalls auch eine Übernähung erfolgen, die bei fragilem Gewebe jedoch nicht sinnvoll ist.

Gewebebeschaffenheit

Bei bestehenden Entzündungszeichen ist neben Lokalmaßnahmen (zum Beispiel H_2O_2-Spülungen) häufig eine Antibiose notwendig.

Liegt eine Implantatdeckschraube aufgrund einer Wunddehiszenz frei und ist keine Übernähung möglich, so sollte die Deckschraube gänzlich freigehalten werden, sodass die Voraussetzungen für eine gute Hygiene günstig sind.

Freiliegende Implantatdeckschraube

Primärer Implantatverlust

Implantatlockerungen gehen in der Regel mit Implantatverlusten einher. Implantatverluste können primär eintreten, das heißt vor der prothetischen Versorgung. Sie sind

Ursachen

- durch Entzündungen,

- mechanische Belastungen des Operationsgebietes (zum Beispiel durch eine provisorische Prothese),

- Abstoßungsreaktionen mit ausbleibender Osseointegration,

- Traumata sowie durch eine

- Verschlechterung des Immunstatus infolge allgemeinmedizinischer Maßnahmen (zum Beispiel Chemotherapie)

bedingt.

In vielen Fällen eines primären Implantatverlustes (zum Beispiel bei druckvoller Kavitätenaufbereitung mit starker Wärmeentwicklung) ist die Verlustursache nicht eindeutig zu eruieren.

Behandlungs- und Prophylaxemaßnahmen

Durch eine gründliche Vorbehandlung des Restgebisses vor Implantatinsertion (PAR-Behandlung, Entfernung nichterhaltungswürdiger Zähne, notwendige präprothetisch-chirurgische Interventionen etc.), eine umfassende Implantatplanung, eine vorsichtige chirurgische Vorgehensweise sowie eine engmaschige Nachsorge lassen sich viele Implantatverluste vermeiden. Innengekühlte Bohrer (zum Beispiel Frialit-2-System [*Wheeler* 2003], Dentsply-FRIADENT GmbH, Mannheim, Deutschland) vermindern das Risiko einer Überhitzung bei der Kavitätenaufbereitung (siehe auch »Fallbeispiele, Fall 2 – Hypästhesie« Abb. 31, S. 75).

Prothetische Misserfolgsursachen

Zu den prothetischen Misserfolgsursachen zählen

- ungünstige Lokalisation,

- ungünstige Achsenrichtung der Implantate,

- Lockerungen und Frakturen der

    – Aufbauelemente und der

    – Okklusalschrauben,

- Gerüstfrakturen,

- ästhetische und funktionelle Komplikationen sowie

- Implantatverluste.

(siehe unten sowie »Misserfolge durch Entzündungen« S. 52 ff.)
(*Spiekermann* 1994, *Strunz* und *Tetsch* 1985).

Ungünstige Lokalisation und Achsenrichtung der Implantate

Eine ungünstige Positionierung der Implantate zu den Antagonisten, zu den Nachbarzähnen/Implantaten sowie ein sehr enger Abstand zu den benachbarten Zähnen/Implantaten (sekundäre Zeichen einer falschen Insertionstechnik) können dazu führen, dass das gewünschte Behandlungsziel in funktioneller und/oder ästhetischer Hinsicht nicht erreicht wird – trotz hinreichender knöcherner und weichgeweblicher Verhältnisse.

Misserfolgsursachen

Biomechanische Überlastung, ungünstige Suprastruktur

Durch eine solche, ungünstige Implantatplatzierung kann ein Implantat biomechanisch überbelastet werden. Ebenso kann eine implantathygienisch ungünstige Suprastruktur notwendig werden, um die Fixtur überhaupt versorgen zu können (Abb. 18 bis 20).

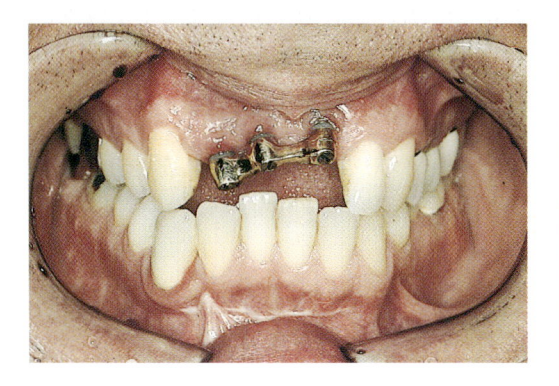

Abb. 18
Das geringe knöcherne Angebot bestimmt die Implantatposition. Eine optimale Positionierung wäre nur mit zusätzlichen präprothetisch-chirurgischen Techniken möglich gewesen. Um die Implantate dennoch kosmetisch und funktionell einigermaßen suffizient versorgen zu können, wurde eine Mesostruktur eingegliedert.

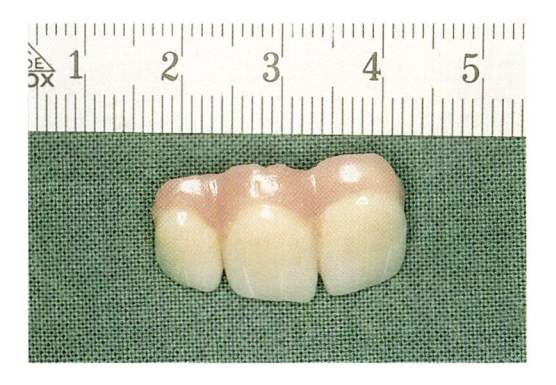

Abb. 19
Suprastuktur, die auf die in Abbildung 18 dargestellte Mesostruktur aufgesetzt und verschraubt wird.

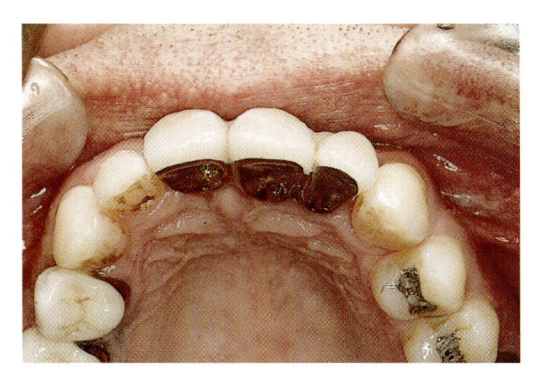

Abb. 20
Die in Abbildung 19 dargestellte Suprastruktur ist mit der Mesostruktur verschraubt worden, sodass eine kosmetisch und funktionell einigermaßen befriedigende Versorgung möglich war. Durch den nicht vermeidbaren Spalt zwischen Suprastruktur und Kieferkamm ist eine suffiziente Mundhygiene nur schwer möglich.

Beides führt zu vermehrtem periimplantärem Knochenabbau und zu einer erhöhten Periimplantitisgefahr (*Block* und *Kent* 1990).

Im Extremfall kann eine ungünstige Implantatplazierung sogar dazu führen, dass die Fixtur trotz guter Osseointegration nicht prothetisch versorgt werden kann und als so genanntes »Sleeping Implant« im Kiefer des Patienten verbleibt (absoluter Misserfolg).

Die oben genannten Komplikationen können sich potenzieren, wenn auch keine günstigen knöchernen und weichgeweblichen Verhältnisse im Implantationsbezirk vorliegen (*Spiekermann* 1994, *Strunz* und *Tetsch* 1985).

Behandlungs- und Prophylaxemaßnahmen

Durch eine sorgfältige, an den anatomischen Verhältnissen und den Patientenvorstellungen orientierte Implantatplanung und durch die (gegebenenfalls vorausgehende) Anwendung adjuvanter präprothetisch-chirurgischer Techniken sowie die Verwendung von Bohrschablonen lassen sich falsche Implantatplazierungen und die sich hieraus ergebenden Konsequenzen weitestgehend vermeiden.

Lockerung und Fraktur von Aufbauelementen, Okklusalschrauben und Gerüsten

Beumer et al. haben 1991 als Ursachen für Lockerungen und Frakturen von Implantataufbauelementen sowie prothetischer Gerüste

- Fehler bei der Herstellung der Implantate,

- Passungenauigkeiten der Suprakonstruktion,

- ungünstige okklusale Belastungen,

- Parafunktionen und

- ausgedehnte Knochenresorptionen im Bereich des Implantatlagers

angegeben.

Mangelhafte Nachsorge

Hinzu kommt sicherlich eine mangelhafte Implantatnachsorge in Form mangelhafter Recalluntersuchungen oder zu großer Abstände zwischen den einzelnen Recallsitzungen (siehe auch »Fallbeispiele, Fall 3 – Parafunktionen mit Schlifffacetten« S. 76 ff. und »Fall 4 – gestörte Implantateinheilphase« S. 79 ff.).

Behandlungs- und Prophylaxemaßnahmen

Ausreichend starke Gerüste

Zur Vermeidung von Gerüstfrakturen müssen die metallischen Gerüste ausreichend stark dimensioniert sein.

Extensionskonstruktionen

Bei Extensionskonstruktionen darf die distale Extension im Unterkiefer nicht 15 Millimeter und im Oberkiefer nicht 12 Millimeter ab Mitte des endständigen Implantates überschreiten.

Zarb et al. (*Weischer* und *Mohr* 1999, *Zarb* und *Schmitt* 1990a) haben über vermehrte Gerüstfrakturen von Extensionsbrücken berichtet, bei denen die Extension ausgeprägter gestaltet worden war.

Homogene Gerüste

Ferner sollten homogene Gerüste ohne Lötverbindungen favorisiert werden.

Bei wiederholten Lockerungen oder Brüchen von Distanzhülsen oder Prothetikschrauben müssen die Passgenauigkeit der Suprastruktur, die Lagestabilität, Okklusion und Artikulation sowie die knöcherne Implantatverankerung überprüft werden (*Hobo* et al. 1989). Bei Halteschrauben sollten grundsätzlich Schraubenzieher mit definiertem Drehmoment eingesetzt werden.

Ästhetische Komplikationen

Ästhetische Komplikationen treten in der Regel im Frontzahnbereich insbesondere des Oberkiefers auf.

OK-Front

Ungünstige labiobukkale Implantatinklinationen können zu einem ungünstigen Behandlungsergebnis führen. Dieses kann auch durch knöcherne und weichgewebliche Verhältnisse verursacht sein.

Ursachen

Teilweise harmonieren Implantatdurchmesser und Lückengröße nicht miteinander.

Gingivarezessionen, die durch einstrahlende Muskelzüge oder durch eine falsche Implantathygiene bedingt sind, können ebenfalls ästhetische Einbußen hervorrufen (*Spiekermann* 1994, *Strunz* und *Tetsch* 1985).

Behandlungs- und Prophylaxemaßnahmen

Durch die Verwendung von adäquat dimensionierten, abgewinkelten und individualisierten Aufbauteilen sind labiobukkale Inklinationen häufig, wenn auch nicht immer gänzlich auszugleichen. (Unterschiedlich dimensionierte Implantate und abgewinkelte Prothetikaufbauten sowie Gingivaformer werden bei vielen Implantatsystemen angeboten.)

Labiobukkale Inklinationen

Gingivarezessionen können nur mukogingivalchirurgisch gelöst werden, wobei die Erfolgsprognosen von den Autoren als unsicher eingestuft worden sind.

Gingivarezessionen

Unabhängig davon muss die Technik der Mundhygiene optimal sein.

Mundhygiene

Funktionelle Komplikationen

Zungen-hypertrophie

Funktionelle Komplikationen können dann auftreten, wenn nach längerer Zahnlosigkeit eine Zungenhypertrophie auftritt und aufgrund dieser Zungenhypertrophie der Patient sich nach der Eingliederung eines implantatgetragenen Zahnersatzes in seiner Zungenfunktion eingeschränkt sieht (*Balshi* 1986).

Phonetische Störungen

Funktionelle Komplikationen in Form phonetischer Störungen treten besonders dann auf, wenn zwischen Suprastruktur und Oberkiefer ein Freiraum besteht, aus dem Speichel und Luft beim Sprechen entweichen.

Behandlungs- und Prophylaxemaßnahmen

Zu Vermeidung von Speichel- und Luftaustritt beim Sprechen sind entweder kürzere Prothetikaufbauten oder Zahnfleischepithesen sinnvoll.

Bei dem Gefühl eines eingeengten Zungenraumes muss entweder durch die Änderung der Prothetik ein größerer »Bewegungsraum« geschaffen werden oder gar eine Zungenverkleinerung erfolgen.

Sekundärer Implantatverlust

Ursachen

Sekundäre Implantatverluste, das heißt Verluste nach prothetischer Versorgung, haben ihre Ursache häufig in einer

- bakteriellen Infektion,

- kaufunktionellen Überbelastung sowie in einer

- Verschlechterung des Immunstatus durch allgemeinmedizinische Maßnahmen (zum Beispiel Chemotherapie).

Als Kofaktoren werden

- Implantatform,
- Implantatoberfläche,
- Implantatmaterial und
- fehlende fixierte Gingiva

diskutiert.

Traumatische Implantatverluste oder Implantatentfernungen, um potenzielle bakterielle Foci bei Status – zum Beispiel vor Chemotherapie, Organtransplantation etc. – auszuschließen, sind selten.

Weiterhin bleibt ein Teil der sekundären Implantatverlustursachen ungeklärt (*Weischer* et al. 1995).

Behandlungs- und Prophylaxemaßnahmen

Durch ein intensives, in kurzen Zeitabständen durchgeführtes Implantatrecall lassen sich drohende Komplikationen frühzeitig erkennen und behandeln (siehe auch »Misserfolge durch Entzündungen« S. 52 ff.).

Marginalien: Kofaktoren; Traumatischer Verlust selten

Misserfolge durch Entzündungen

Periimplantäre Erkrankungen

Zu den entzündlichen Misserfolgsursachen zählen die periimplantären Erkrankungen (*Spiekermann* 1994).

Pathologische Veränderungen im implantatnahen Gewebe werden als periimplantäre Entzündungen bezeichnet.

- Ist die Entzündung auf das periimplantäre Weichgewebe beschränkt, so spricht man von einer periimplantären Mukositis (*Spiekermann* 1994).

- Hat die Entzündung auch auf den Knochen übergegriffen, so spricht man von einer Periimplantitis (European Federation of Periodontology, Ittingen 1993).

!
Die *periimplantäre Mukositis* ist gekennzeichnet durch eine
- periimplantäre Rötung,
- Schwellung,
- Blutung bei Sondierung und eine
- erhöhte Taschentiefe.

Es liegt jedoch kein verstärkter Knochenabbau vor.

!
Die *Periimplantitis* weist zu den Mukositissymptomen auch
- einen verstärkten Knochenabbau auf und wird
- in Abhängigkeit vom Knochenabbau in vier Schweregrade (1 bis 4, wobei 4 die ausgeprägteste Periimplantitis darstellt) eingeteilt.

Ätiologie

Als ätiologische Faktoren der periimplantären Entzündung werden eine biomechanische Überbelastung und eine bakterielle Infektion genannt (*Büchter* et al. 2003). Als Kofaktoren werden Implantatform/

Misserfolge durch Entzündungen

Implantatoberfläche und der periimplantäre Weichteilabschluss diskutiert.

Eine Periimplantitis verursacht einen periimplantären Knochenabbau. Mit abnehmendem Implantat-Knochen-Kontakt steigt der Lockerungsgrad des Implantates, sodass das Implantat passiv verloren geht oder aufgrund zunehmender Beschwerden entfernt werden muss.

Folgen

Analysen explantierter Implantate ergaben eine bakterielle Besiedelung mit dem

- mikroaerophil wachsenden Keim Haemophilus actinomycetemcomitans sowie mit den

- obligaten Anaerobiern Fusobacterium nucleatum, Porphyromonas gingivalis und Prevotella intermedia (Abb. 21 und 22, siehe auch Abb. 6, S. 23) (*Alcoforado* et al. 1991, *Becker* et al. 1990, *Berglundh* et al. 1992, *Buchmann* et al. 1994, *Gouvoussis* et al. 1997, *Lekholm* et al. 1986, *Lindquist* et al. 1988, *Mombelli* et al. 1987, *Nevin* und *Langer* 1995, *Newman* und *Flemming* 1992, *Niimi* und *Ueda* 1995, *Rosenberg* et al. 1991, *Sbordone* et al. 1995, *Schlegel, K. A.* et al. 1994).

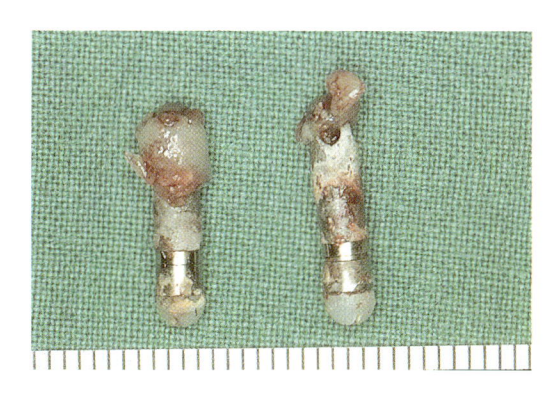

Abb. 21
Sekundärer Implantatverlust aufgrund einer periimplantären Entzündung

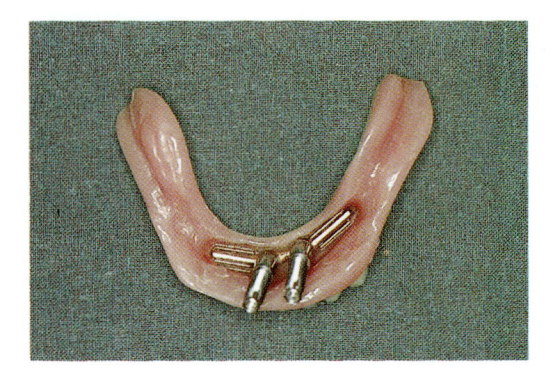

Abb. 22
Implantatverlust nach prothetischer Versorgung. Nach Eingliederung der Prothese wurden keine Recalluntersuchungstermine wahrgenommen, sodass sich eine Periimplantitis mit nachfolgendem Implantatverlust entwickelte.

Behandlungs- und Prophylaxemaßnahmen

Intensives Recall

Durch die intensive Durchführung eines Implantatrecalls in kurzen zeitlichen Abständen lassen sich drohende Komplikationen frühzeitig erkennen und behandeln. Insbesondere mikrobiologische Testverfahren können zur frühzeitigen Aufdeckung inapparenter Fehlbesiedlungen beitragen.

Liegen nun eine periimplantäre Mukositis oder eine Periimplantitis vor, so sollte schnellstens eine Behandlung erfolgen.

Behandlung der periimplantären Mukositis

> Ziel der Mukositisbehandlung ist, die Weichteilentzündung nicht auf den Knochen überspringen zu lassen sowie eine Remission der Weichgewebsentzündung. Da die periimplantäre Mukositis normalerweise plaqueinduziert ist, stehen implantathygienische Maßnahmen therapeutisch im Vordergrund.

Implantathygienische Maßnahmen

- Durch eine professionelle Implantatreinigung, Recalls in kurzen Abständen und eine intensive Patienteninstruktion ist die periimplantäre Mukositis in der Regel erfolgreich zu behandeln.

- Durch eine mechanische Reinigung darf jedoch nicht die Implantatoberfläche aufgeraut werden, was zu einer schnelleren und vermehrten Plaqueakkumulation führen würde. Deshalb sind bevorzugt Kunststoffscaler einzusetzen.

- Adjuvant können antimikrobielle, periimplantäre Spülungen (zum Beispiel Chlorhexidindigluconat) vorgenommen werden.

- Im Falle hydroxylapatitarmierter Implantate sollte wegen wechselseitiger Effekte mit der Implantatoberfläche keine periimplantäre H_2O_2-Spülung erfolgen.

- Endotoxine (bakterielle Lipopolysaccharide) auf hydroxylapatitbeschichteten Oberflächen lassen sich außer durch Chlorhexidin auch durch Anwendung von Zinnfluoridlösungen in ihrer Toxizität reduzieren.

- Inwieweit Präparate auf Basis der Hyaluronsäure (Gengigel®, Merz Dental, Lütjenburg, Deutschland) in der Mukositisbehandlung einsetzbar sind, ist noch ungeklärt.

Behandlung der Periimplantitis

> Ziel der Periimplantitisbehandlung ist es, sowohl den progressiven Knochenabbau zu stoppen als auch sekundär verloren gegangenes, hartgewebliches Attachment wieder aufzubauen.

Die Periimplantitisbehandlung gliedert sich ähnlich der Parodontitisbehandlung in zwei Phasen. Die erste Phase beinhaltet eine Vorbehandlung mit Entfernung der Plaque (ähnlich der Mukositistherapie) und Beseitigung einer eventuell vorhandenen biomechanischen Überbelastung. Nach erfolgreicher Vorbehandlung schließt sich als zweite Phase die chirurgische Revision an (*Behneke* et al. 1997, *Buchmann* et al. 1997, *Hürzeler* et al. 1995, *Spiekermann* 1994).

Vorbehandlung

Chirurgische Revision

- Nach der chirurgischen Eröffnung des Operationsgebietes werden das infizierte Taschenepithel und Granulationsgewebe entfernt.

- Anschließend wird die Implantatoberfläche mit Kunststoffscalern und/oder Pulverstrahlgeräten (Cave: Emphysembildung) mechanisch gereinigt.

- Sind postoperativ freiliegende Gewindegänge zu erwarten, so können diese durch eine Implantoplastik nivelliert werden.

- Durch eine Spülung mit zehnprozentiger Zitronensäure erfolgt eine chemische Detoxikation der Implantatoberfläche.

- Abschließend wird der Knochen angefrischt, der Lappen ausgedünnt und entsprechend der Knochenhöhe apikal positioniert. Vor der Nahtlegung erfolgt eine Spülung des Operationsgebietes mit Kochsalzlösung.

- In Abhängigkeit vom Schweregrad der Periimplantitis wird dieses standardisierte chirurgische Verfahren variiert.

- Bei kleineren vertikalen Knocheneinbrüchen der Klassen 1 und 2 ist eine Tascheneliminierung durch osteoplastische Knochenkonturierung notwendig.

- Bei den Klassen 3 und 4 ist gegebenenfalls an eine Explantation zu denken. Als letzte Erhaltungschance bei einer Periimplantitis der Klasse 3 oder 4 bietet sich eine periimplantäre Hartgewebsaugmentation (autologes, homologes, heterologes oder alloplastisches Material) an, falls erforderlich in der Membrantechnik und eventuell mit gedeckter Einheilung.

- Bei schweren Periimplantitisformen ist eine Medikation mit einem Amoxycillinpräparat (Alternative bei Allergie: Sobelin) und einem Metronidazolpräparat durchzuführen.

Liegt eine akute periimplantäre Infektion vor, muss schnell gehandelt werden.

Akute periimplantäre Infektion

- Begonnen wird mit einem Sulcusabstrich für die mikrobiologische Untersuchung (Erregerisolierung, Antibiogramm).

- In der gleichen Sitzung beginnt man mit desinfizierenden, periimplantären Spülungen (zum Beispiel dreiprozentige H_2O_2-Lösung).

- Liegt eine allgemeine körperliche Symptomatik vor, erfolgt zusätzlich eine systemische Kombinationsbehandlung mit Amoxycillin und Metronidazol. Alternativ wird Amoxycillin systemisch und Metronidazol lokal appliziert (z. B. 3 x 1g Amoxypen per os; Elyzol lokal für fünf bis sieben Tage). Die prothetische Suprakonstruktion wird entfernt.

- Falls primär keine Antibiose durchgeführt wurde und die mikrobiologische Untersuchung ein Keimspektrum nachweist, das typischerweise an paroimplantopathogenen Prozessen beteiligt ist (siehe Leitkeime), wird jetzt mit einer Antibiose begonnen. (Vereinzelt wird in der Literatur die Notwendigkeit der mikrobiellen Sulcusdiagnostik bereits in Frage gestellt; *Mellado* et al. 2001.)

- Bei fehlendem Erregernachweis darf eine Antibiose nicht unterlassen werden, wenn sie unter klinischen Gesichtspunkten indiziert ist.

- Nach Überführung der akuten Phase in eine chronische Phase kann nach dem bereits beschriebenen zweiphasigen Behandlungskonzept fortgefahren werden.

Nicht nur der drohende Implantatverlust bei unbehandelter periimplantärer Entzündung zwingt zur Behandlung. Auch die Erkenntnis, dass die Leitkeime der parodontalen beziehungsweise periimplantären Entzündung Haemophilus actinomycetemcomitans, Fusobacterium nucleatum, Porphyromonas gingivalis und Prevotella intermedia eine

Allgemein-
medizinische
Reaktion

allgemeinmedizische Reaktion hervorrufen können, die sich zum Beispiel in einem vermutlich erhöhten Schlaganfall-, Herzinfarkt- und Frühgeburtsrisiko zeigt (*Beck* et al. 1996 und *Offenbacher* et al. 1996), erfordert eine sofortige Intervention.

5
Implantationsmisserfolgen vorbeugen

Zu berücksichtigende Faktoren

Um einem Implantatmisserfolg vorzubeugen, sind mehrere Faktoren zu berücksichtigen.

Selbstkritische Einschätzung des Operateurs und seiner Bedingungen

Zum einen sollte der Behandelnde selbstkritisch seine eigenen fachlichen, das heißt implantologisch-chirurgischen und implantologisch-prothetischen Fähigkeiten und seine apparativen, räumlichen und personellen Möglichkeiten einschätzen. Zum anderen sollten dentale Implantate in praxi nur dann angewandt werden, wenn alle Voraussetzungen für eine erfolgreiche implantologische Behandlung (vonseiten des Patienten und des Behandelnden) gegeben sind.

Nihil nocere

Durch eine vorausschauende Behandlungsplanung und das frühzeitige Erkennen potenzieller Probleme lassen sich Komplikationen, die den Implantaterfolg gefährden, vermeiden. Die Grundprinzipien der medizinischen Behandlung, nihil nocere, die Abwägung von Nutzen und Risiko und die Beachtung der Verhältnismäßigkeit der Mittel, haben insbesondere in der dentalen Implantologie Bedeutung.

Vorbereitung des Patienten

Die präimplantologische Behandlungsplanung sollte mit einer Vorbereitung der Patienten in Hinsicht auf Hygienemotivationsfähigkeit, Kooperationsbereitschaft und Aneignung einer gewissen manuellen Geschicklichkeit beginnen.

Restbezahnung

Liegt eine Restbezahnung vor, so sollte diese vor der Implantation parodontal entzündungsfrei sein. (Bei einem Restzahnbestand ist vor der Implantatinsertion an eine wechselseitige parodontal-periimplantäre Infektion mit oral- beziehungsweise parodontalpathogenen Keimen zu denken. Deshalb sollte vor der implantologischen Behandlung eine systematische Parodontalbehandlung erfolgen, die zu einer Reduktion der möglichen Autoinfektion des Implantatlagergewebes aus parodontal erkrankten Bereichen führen soll. Dies trifft besonders auf den parodontalen Leitkeim Haemophilus actinomycetemcomitans zu, bei dessen Nachweis ein erhöhtes Risiko für ein parodontales beziehungsweise periimplantäres Rezidiv bekannt ist. Durch das Fehlen paropathogener Keime ist die orale Mikroflora beim zahnlosen Patienten günstiger zusammengesetzt.)

Vor- und Nachteile der Implantatform, der Implantatoberfläche, des Implantatsystems, der Implantatlokalisation und der geplanten Prothetik sind für jeden Patienten individuell vor der Implantation abzuwägen. Wissenschaftlich aufgearbeitete Systeme minimieren das Komplikationsrisiko und sollten bevorzugt werden. Insbesondere im Rahmen der Prothetikeingliederung und -nachsorge müssen Suprastrukturteile und Schraubenzieher so gesichert sein, dass keine Aspirationsgefahr besteht (Abb. 23).

Individuelle Implantatauswahl

Suprastrukturteile/ Schraubenzieher sichern

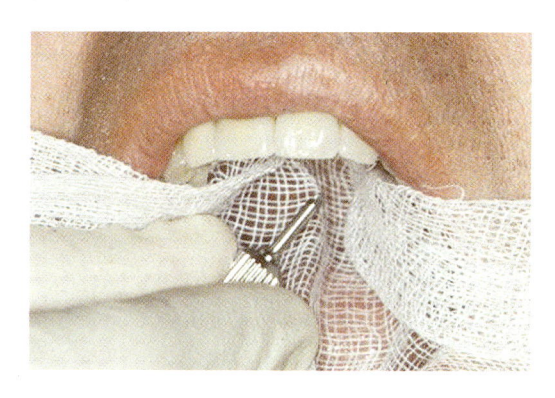

Abb. 23
Ausgebreitete Kompresse als »Fangnetz« zur Verhinderung der Aspiration von Suprastrukturteilen bzw. Schraubenziehern

Bei Implantaten mit zweiteiligen Aufbauten sollten die Halteschrauben des Aufbaus initial mit der Hand, ein paar Tage später mit einem definierten Drehmoment (Ratsche bzw. Winkelstück) angezogen werden. Bei sofort belastbaren Implantaten sollte erst nach drei Monaten eine Drehmomentratsche zum definitiven Anziehen der Halteschrauben eingesetzt werden (*Ott* et al. 2003).

Stellt sich die Situation vor Behandlungsbeginn insofern als unklar dar, dass ein Implantaterfolg nicht deutlich vorhersehbar ist, so sollte auf konservative, in ihrem Ergebnis klar abzuschätzende Alternativtherapien zurückgegriffen werden. Treten im Rahmen der implantologischen Behandlung Komplikationen auf, die vom Behandelnden nicht sicher zu beherrschen sind, sollte der Patient einer implantologischen Klinik vorgestellt werden.

Alternativtherapien

Überweisung

Gomez-Roman et al. berichteten 1996 über periimplantäre Prognosefaktoren von Implantatverlusten. Sie vermuten, dass ein zunehmender Periotestwert, eine zunehmende periimplantäre Taschentiefe und ein

Prognose

zunehmender periimplantärer Knochenabbau einen drohenden Implantatverlust andeuten. *Weischer* und *Mohr* kamen 1997 bei einer Untersuchung zu vergleichbaren Ergebnissen, in der Faktoren aufgedeckt wurden, die einen drohenden Implantatverlust bei Patienten mit oropharyngealen Tumoren ankündigen.

Durch die Kenntnis möglicher Misserfolgsursachen und durch das Wissen um einen drohenden Implantatverlust ankündigende Faktoren hat der Implantologe die Möglichkeit, durch ein engmaschiges und intensives Recall drohende Komplikationen frühzeitig zu erkennen und rechtzeitig entsprechende Therapieschritte einzuleiten:

Engmaschiges Recall

- Nach der chirurgischen Implantatinsertion sollte das Operationsgebiet sieben bis zehn Tage nach dem Eingriff auf freiliegenden Knochen oder freiliegende Implantate untersucht werden. Es muss geprüft werden, ob sich Fisteln, entzündliche Schwellungen und mögliche Begleitkomplikationen (Sinusitis, Kieferfraktur, Hämatome, Nervverletzungen etc.) gebildet haben.

- Nach der Nahtentfernung sollten in vierwöchentlichen Abständen Recalls durchgeführt werden.

- Nach der Freilegungsoperation erfolgt eine Kontrolle am ersten und am siebten Tag nach der Operation. Der Patient wird gleich im Anschluss über die Mundhygiene aufgeklärt und motiviert.

- Nach der Eingliederung der Prothetik sollte ein Recall nach einer Woche, vier Wochen und anschließend im ersten Jahr alle drei Monate durchgeführt werden.

- Wenn keine Komplikationen auftreten, kann ein Recall halb- beziehungsweise sogar jährlich erfolgen.

- Bei auftretenden Komplikationen muss der Recallabstand wieder verkleinert werden.

- Die jährliche Anfertigung von Röntgenaufnahmen (Zahnfilm) in den ersten drei Jahren nach Insertion ist zu empfehlen.

6 Forensische Aspekte

Hinweise für die Praxis

Treten Behandlungskomplikationen auf, die dazu führen, dass das angestrebte Behandlungsziel nicht erreicht wird oder das Behandlungsergebnis sogar einen schlechteren Zustand beschreibt als vor Behandlungsbeginn, kann dies zu gerichtlichen Auseinandersetzungen führen.

Im Rahmen solcher Verfahren werden häufig Sachverständige (Gutachter) hinzugezogen, die unter Beantwortung von Beweisfragen des Gerichts ein Sachverständigengutachten erstellen sollen, das dem Gericht zur Urteilsbildung dient beziehungsweise dienen kann.

Häufige Fragen der Begutachtung

Der Grundtenor vieler an den Gutachter gerichteter Beweisfragen geht dahin abzuklären, ob

- eine sichere, das heißt wissenschaftlich anerkannte und etablierte Behandlungstechnik gewählt worden ist,

- das angewandte Implantat wissenschaftlich anerkannt und etabliert ist,

- die chirurgisch- beziehungsweise prothetisch-implantologische Behandlung lege artis durchgeführt worden ist,

- die Anzahl, Position und Dimension der Implantate korrekt war,

- die Fürsorge vernachlässigt wurde,

- der Patient für Implantate überhaupt geeignet war,

- die Implantate zu früh prothetisch belastet worden sind,

- welche Schäden sich für den Patienten aus den eingetretenen Komplikationen ergeben haben,

- sich einstellende Komplikationen rechtzeitig hätten erkannt werden können,

- der Patient über Alternativtherapien aus medizinischer und finanzieller Sicht aufgeklärt worden ist,

- die Behandlung zu teuer war,

- ein grober Kunstfehler vorliegt und

- welche Behandlung nun notwendig ist, um den Patienten zufrieden stellend zu rehabilitieren.

Um nachweisen zu können, dass

- das Behandlungsergebnis nicht auf falsche oder unzureichende medizinischer Betreuung zurückzuführen ist,

- lege artis gearbeitet worden ist,

- etablierte Materialien und Techniken verwendet worden sind,

- gegebenenfalls unvorhersehbare Komplikationen aufgetreten sind,

- die Compliance des Patienten eventuell eingeschränkt war,

- der Patient über Komplikationen, Risiken und möglicherweise notwendige Folgebehandlungen aus medizinischer und finanzieller Sicht aufgeklärt worden ist,

ist es zum einen wichtig, die im Kapitel 5 »Implantationsmisserfolg vorbeugen« genannten Empfehlungen zu befolgen (siehe S. 62), und zum anderen, eine gute Behandlungsaufklärung und -dokumentation durchzuführen (Abb. 24 bis 26).

- Exakte und nachvollziehbare Dokumentation
- Abgeschlossene Vorbehandlung
- Die Indikation zur Implantation sollte unter Berücksichtigung aller therapeutischer Aspekte, im Hinblick auf medizinische Aspekte und wirtschaftliche Realisierbarkeit, gemeinsam mit dem Patienten gestellt werden.
- Die Planung sollte unabhängig vom Schweregrad und der Komplexität des Falles, den anerkannten Standards in Umfang und Ausprägung entsprechen.

Abb. 24 bis 26
Dokumentationsempfehlungen

- Operative und prothetische Maßnahmen sollten, abgesichert durch eine zuverlässige präoperative Planung und postoperative Kontrollmaßnahmen, technisch korrekt durchgeführt werden.
- Materialien und Systeme sollten dem aktuellen Stand wissenschaftlicher Untersuchungen und Erkenntnisse entsprechen.
- Die Behandlung sollte systematisch gegliedert dokumentiert werden (Fotos).

Abb. 25

- Abweichungen vom geplanten Verlauf und Befundänderungen sowie deren zeitliche Einordnung dokumentieren. Entscheidend ist die Dokumentation der Ursachen.

Abb. 26

Der Patient sollte vor Behandlungsbeginn detailliert über den Behandlungsablauf, die Risiken und möglichen Komplikationen sowie Alternativtherapien aus medizinischer (OLG Köln, Urteil vom 01.07.1996 – 5 U 196/95) und finanzieller Sicht (vgl. OLG Köln, VersR 1995, 1177f.) aufgeklärt werden.

Aufklärung und Dokumentation

Die geplanten Behandlungstechniken, die verwendeten Materialien und die eingesetzten Implantate sollten wissenschaftlich etabliert und dem Können des Behandelnden und der Praxisausstattung angepasst sein.

Ein Nachweis über Erfahrungen in der angewandten Technik ist sicherlich günstig. Der Nachweis von Fortbildungskursen, der Mitgliedschaft in implantologischen Fachgesellschaften und das regelmäßige Studium der Fachliteratur unterstreicht weiterhin die fachliche Qualifikation des Behandelnden.

Die Behandlungsdokumentation sollte sich nicht nur auf einen Karteikarteneintrag beschränken, sondern es sollten weitere Medien genutzt werden. Hierzu zählen insbesondere die Fotografie und die Videoaufzeichnung. Intraoperative, unvorhersehbare anatomische Varianten lassen sich beispielsweise sehr gut durch ein Foto dokumentieren.

Das Aufklärungsgespräch sollte in Gegenwart von Zeugen vorgenommen werden. Im Rahmen des Aufklärungsgesprächs sollte der Patient auch explizit, in medizinischer und finanzieller Hinsicht, auf die Implantatnachsorge als Voraussetzung für einen Langzeiterfolges hingewiesen werden.

Aufklärungsgespräch

Bei Behandlungskomplikationen sollte der Patient sehr eng geführt und einer Fachklinik zugewiesen werden, falls die Behandlungskomplikationen vom Behandelnden nicht zu beherrschen sind.

Insbesondere bei bleibenden Behandlungsschäden sollte umgehend die Haftpflichtversicherung informiert werden.

Behandlungsschäden

Ein am Ablauf der implantologischen Behandlung orientiertes Verhaltenskonzept entwirft Teil II (siehe S. 107 ff.), um bereits im Vorfeld die Fallstricke möglicher juristischer Auseinandersetzungen zu umgehen.

7 Fallbeispiele

Fall 1 – Wundheilungsstörung

Schraubenimplantate/ Knochenaugmentation

Bei der Patientin wurden alio loco drei Schraubenimplantate in den Unterkiefer-Frontbereich eingepflanzt. Im Rahmen der Implantateinpflanzung erfolgte eine vestibuläre Augmentation mit demineralisiertem, gefriergetrocknetem Knochen. Der Augmentationsbereich wurde mit einer resorbierbaren Membran abgedeckt. Nach unauffälligem Wundverlauf konnten etwa zehn Tage nach dem Eingriff die Fäden entfernt werden. Nach dem Eingriff haben angeblich weder Knochen noch Implantatoberfläche freigelegen.

Chemotherapie mit Dehiszenzbildung

Sechs Wochen später entwickelte die Patientin ein Nephroblastom, weswegen sie sich einer sofortigen Chemotherapie unterziehen musste. Im Rahmen der Chemotherapie kam es zu einer Dehiszenzbildung vestibulär im Unterkiefer-Frontbereich mit freiliegendem Knochen (Abb. 27).

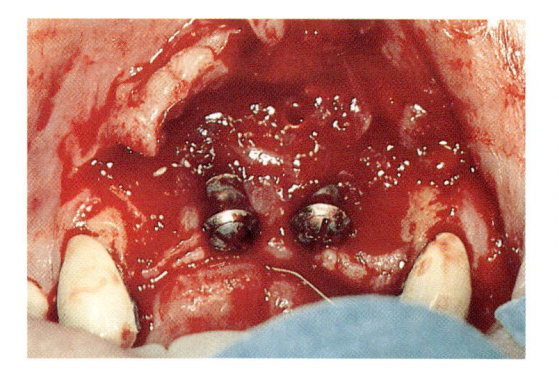

Abb. 27
Vestibuläre Augmentation mit gefriergetrocknetem Knochen und Abdeckung mit einer resorbierbaren Membran; Zustand nach Chemotherapie wegen eines Nephroblastoms. Periimplantär stellt sich ein Sequester aus gefriergetrocknetem Knochen dar. Ferner ist periimplantär Granulationsgewebe sichtbar.

Entfernung von Augmentationsmaterial/Granulationsgewebe

Nach Beendigung der Chemotherapie und der Besserung der Blutgerinnung sowie des Allgemeinzustandes wurde in der Klinik eine chirurgische Revision im Unterkiefer-Frontbereich durchgeführt. Dabei wurde ein Sequester, der aus dem Augmentationsmaterial bestand, und klinisch als Granulationsgewebe einzuordnendes Gewebe entfernt (Abb. 28). (Dieses Gewebe musste histologisch untersucht werden, um eventuelle Metastasen auszuschließen!)

Fall 1 – Wundheilungsstörung

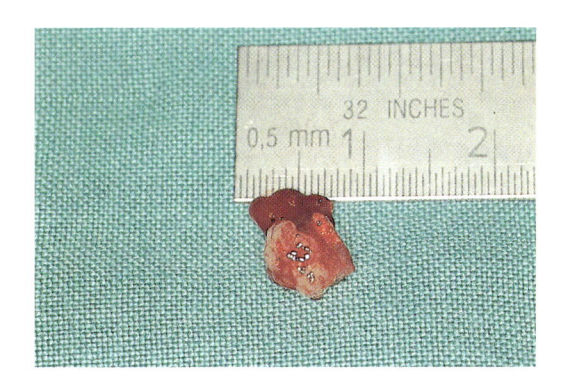

Abb. 28
Entferntes periimplantäres Granulationsgewebe, das zur histologischen Aufarbeitung und damit zum Ausschluss eines Malignoms eingeschickt wurde.

Anschließend wurden eine Detoxikation der Implantatoberfläche mit Zitronensäure, eine lokale, intraoperative Applikation von Metronidazolgel und der Wundverschluss durchgeführt (Abb. 29).

Detoxikation und Antibiose

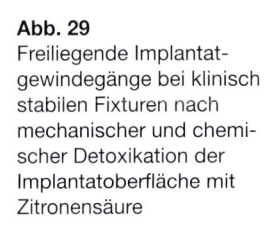

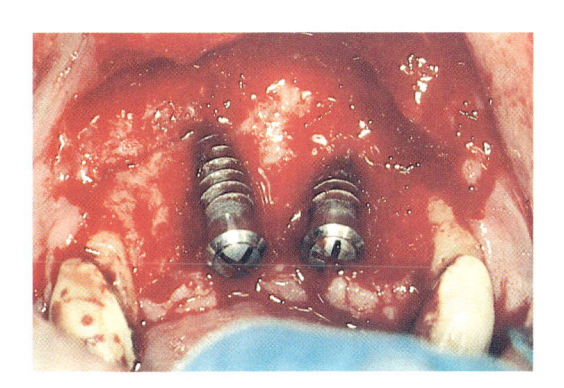

Abb. 29
Freiliegende Implantatgewindegänge bei klinisch stabilen Fixturen nach mechanischer und chemischer Detoxikation der Implantatoberfläche mit Zitronensäure

Da sich die Implantate intraoperativ als stabil zeigten, war kein Grund gegeben, diese Fixturen trotz des Nephroblastoms zu entfernen. Die Wundränder wurden in der Weise adaptiert, dass der Knochen gänzlich mit Schleimhaut bedeckt wurde, der Implantathals jedoch supragingival lag.

Post operationem wurde die Antibiose bis zur Nahtentfernung fortgesetzt. Die Patientin erhielt noch einmal eine detaillierte Anleitung zur Mundhygiene und es wurde ihr nahegelegt, die Implantate hygienisch sauber zu halten.

Sie wurde ferner darauf hingewiesen, dass aufgrund der Entzündung und der deshalb fehlgeschlagenen Augmentation mit vermehrt supragingival liegender Implantatoberfläche im Frontzahnbereich zu rechnen sei und die später anzufertigende Prothese kosmetisch ein zufrieden stellendes, wenn auch nicht optimales Ergebnis zeigen werde.

Kommentar

Allgemeinmedizinische Komplikation gefährdet Implantaterfolg

An diesem Fall wird deutlich, dass eine nicht vorhersehbare, allgemeinmedizinische Komplikation sich auf den Erfolg einer implantologischen Behandlung auswirken kann.

Aufgrund dieser Komplikation kann das geplante Behandlungsergebnis nicht vollständig erreicht werden, es lassen sich nur Teile des Behandlungszieles realisieren.

Voraussetzung dafür, dass die Implantate trotz Chemotherapie in situ bleiben konnten, ist, dass durch eine chirurgische Behandlung die Implantate als potenzielle Foci ausgeschlossen werden konnten.

Wäre dies nicht möglich gewesen (beispielsweise bei bestehender Implantatbeweglichkeit), so hätte die Fixtur im allgemeinmedizinischen Interesse entfernt werden müssen.

Die Ursache der Dehiszenzbildung während der Chemotherapie war wahrscheinlich die sich auflösende Membran bei gleichzeitig chemotherapeutisch herabgesetzter Immunlage.

Fall 2 – Hypästhesie

Bei dem Patienten wurde ein Schraubenimplantat in Regio 47 alio loco eingepflanzt, das in eine Verbundkonstruktion mit Zahn 45 eingebracht werden sollte. Präoperativ war weder eine computertomographische Untersuchung durchgeführt, noch waren Bohrschablonen hergestellt worden.

Nach der Implantatinsertion in Lokalanästhesie stellte sich eine ausgeprägte Hypästhesie rechts im Bereich des Nervus alveolaris inferior ein. Da diese Hypästhesie auch postoperativ und selbst nach Nahtentfernung nicht abklang, stellte sich der Patient in der Universitätsklinik Essen vor.

Im Orthopantomogramm (Abb. 30) zeigte sich eine Perforation des Canalis mandibularis durch die Fixtur. In der Klinik wurde deshalb eine Entfernung des Implantates Regio 47 vorgenommen, wobei sich zeigte, dass Teile des Nervus alveolaris inferior im Rahmen der Implantateinpflanzung verletzt worden waren (jedoch ohne Kontinuitätsunterbrechung).

Perforation des Mandibularkanals

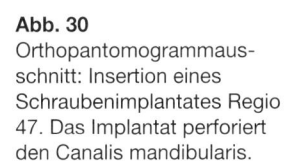

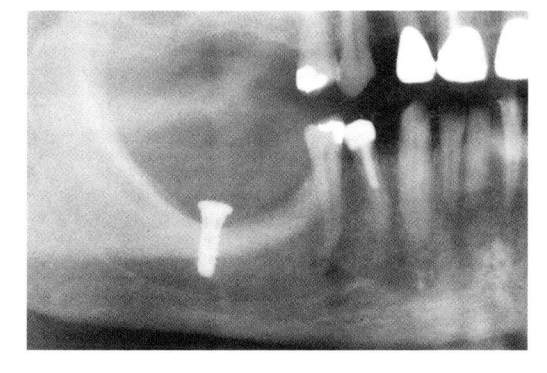

Abb. 30
Orthopantomogrammausschnitt: Insertion eines Schraubenimplantates Regio 47. Das Implantat perforiert den Canalis mandibularis.

Nach Entfernung des Schraubenimplantates stellten sich reizlose Wundverhältnisse ein. Die Sensibilität im Bereich des Nervus alveolaris inferior verbesserte sich zunehmend. Es blieb jedoch eine Hypästhesie zurück, die allerdings weit weniger ausgeprägt war als direkt nach der Implantation.

Kommentar

Sorgfältige Diagnostik mit CT-Untersuchung

Derartige Komplikationen lassen sich dadurch vermeiden, dass vor der Implantation eine sehr sorgfältige Diagnostik durchgeführt wird, wobei in solchen Fällen sicherlich eine computertomographische Untersuchung (*Schlegel, K. A.* et al. 1994) zu empfehlen ist. Hierdurch lässt sich häufig abklären, ob eine Implantatinsertion ohne adjuvante präprothetisch-chirurgische Techniken (in diesem Fall beispielsweise einer Nervlateralisation [*Davis* et al. 1992]) überhaupt möglich ist.

Außerdem muss berücksichtigt werden, dass Implantatkavitätenvorbohrer eine etwas größere Länge aufweisen könnten, als die Markierungen suggerieren. Aus diesem Grunde kann es nach *Khoury* et al. zu einer Nervverletzung kommen, auch wenn exakt bis zur gewollten Tiefenmarkierung präpariert worden ist.

Sicherheitsabstand zum N. alveolaris

Bohrschablone

Vermeiden lassen sich derartige Komplikationen dadurch, dass zusätzlich zu der genannten computertomographischen Untersuchung (*Schlegel, K. A.* et al. 1994) ein Sicherheitsabstand von mindestens ein bis zwei Millimetern zum Nervus alveolaris inferior belassen, die exakte Bohrerlänge nachgemessen und mit Bohrertiefenstopps die Kavität in der durch eine Bohrschablone vorgegebenen Richtung in der gemessenen Länge aufbereitet wird.

Bohrertiefenstopp

Tiefenstopps sind für einzelne Implantatsysteme verfügbar (zum Beispiel Frialit-2-System, Dentsply-FRIADENT GmbH, Mannheim, Deutschland) (Abb. 31).

Fall 2 – Hypästhesie

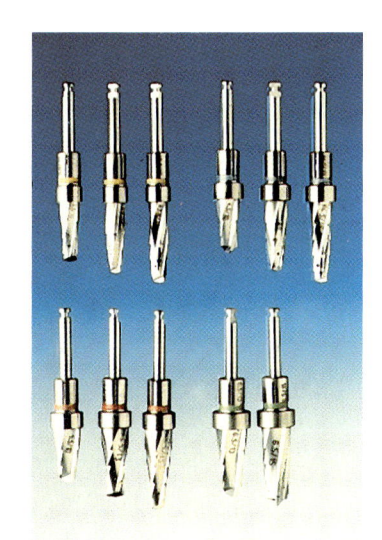

Abb. 31
Innengekühlte Kavitätenbohrer des Frialit-2-Systems mit aufgesetzten Tiefenstopps. Hierdurch ist eine exakte Tiefenaufbereitung durch Sicherung der Bohrereindringtiefe bei genauer Bohrerlängenbestimmung möglich. Folglich lässt sich das Risiko einer iatrogenen Nervverletzung minimieren. Auf eine sorgfältige präoperative Planung kann dennoch nicht verzichtet werden.

Fall 3 – Parafunktionen mit Schlifffacetten

Schraubenimplantate

Implantatgetragene Prothese

Die Patientin war alio loco im Ober- und Unterkiefer mit Schraubenimplantaten versorgt worden. Im Oberkiefer wurde eine bedingt abnehmbare, ausschließlich implantatgetragene Prothese eingegliedert.

Im Unterkiefer war in Regio 35 und 45 jeweils ein Schraubenimplantat inseriert worden, das mit Zahn 33 beziehungsweise 43 in eine Brückenkonstruktion eingearbeitet worden war. Distal des Implantates in Regio 35 beziehungsweise 45 war ein geringer, okklusal kaum belasteter prothetischer Anhänger angebracht.

Patientin lehnte Schienentherapie ab

Nach mehrjähriger problemloser Implantatversorgung und ungestörter okklusaler Verhältnisse entwickelte die Patientin in einem Zeitraum von zwei Jahren bei zunehmendem beruflichem Stress Parafunktionen mit Schlifffacetten im Unterkiefer-Frontbereich, die im Rahmen des Recalls auffielen. Aufgrund der Parafunktionen sollte die Patientin einer Schienentherapie unterzogen werden. Dies wurde von der Patientin aber abgelehnt.

Fraktur der Distanzhülsenschraube

Ungefähr ein Jahr nach der Diagnosestellung »Parafunktionen« bemerkte die Patientin eine Lockerung im Bereich der rechten Brückenkonstruktion. Nach Abnahme der Brückenkonstruktion zeigte sich klinisch und auch an den angefertigten Röntgenbildern, dass es zu einer Fraktur der Distanzhülsenschraube am Implantat Regio 45 gekommen war (Abb. 32).

Fall 3 – Parafunktion mit Schlifffacetten

Abb. 32
Patientin nach Versorgung der Unterkieferimplantate mit einer Verbundkonstruktion links und rechts. Abgeschraubte implantat-parodontal-getragene Brücke im Unterkiefer rechts, Estheticone-Distanzhülse auf Implantat 45 in situ. Distanzhülsenschraubenfraktur am Implantat 45

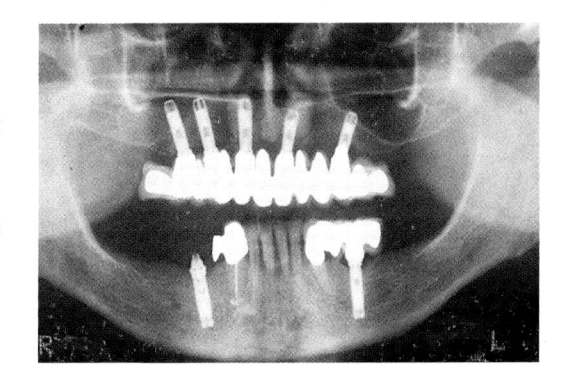

Nach der Vorstellung in der Klinik Essen und Abnahme der Distanzhülse (Estheticone) zeigte sich, dass ein Fragment der Distanzhülsenschraube intraimplantär verblieb und sich dieses nicht entfernen ließ (Abb. 33). Die Fixtur musste deshalb explantiert werden.

Explantation der Fixtur

Abb. 33
Orthopantomogramm nach Entfernung der Distanzhülse. Intraimplantäres, nicht entfernbares Fragment des Estheticone-Distanzhülsen-Schraubenfragments 45 in situ

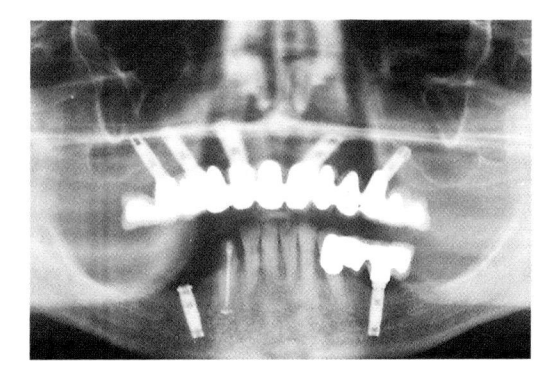

Im Rahmen einer Sofortimplantation wurde ein durchmessererweitertes Implantat in diese Kavität eingebracht und nach einer Einheilungszeit konnte die ursprüngliche prothetische Suprastruktur, zahntechnisch umgearbeitet, erneut eingegliedert werden (Abb. 34).

Sofortimplantation/ Knirscherschiene

Anschließend wurde von der Patientin auch eine »Knirscherschiene« getragen.

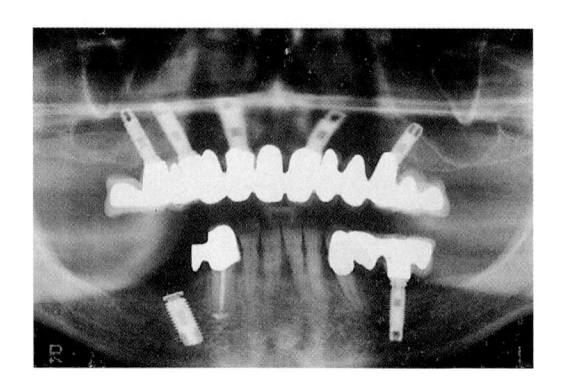

Abb. 34
Orthopantomogramm nach Explantation und sofortiger Nachimplantation Regio 45 in der alten Implantatkavität mit einem durchmessererweiterten Implantat

Kommentar

Der Fall zeigt, welche Kräfte durch Parafunktionen auf die Implantate und die Aufbauteile übertragen werden können. Hieraus leitet sich die Notwendigkeit eines engmaschigen und sorgfältig durchgeführten Recalls ab.

Recall

Die Ablehnung vom Zahnarzt empfohlener sinnvoller Behandlungsmaßnahmen durch den Patienten sollte dokumentiert werden.

Parafunktionen: relative Kontraindikation

Bei Parafunktionen sollten Implantatversorgungen zurückhaltend in Angriff genommen werden.

Treten Distanzhülsenfrakturen auf und lassen sich intraimplantäre Fragmente nicht entfernen und prothetische Aufbauten auch nicht mit einer kürzeren Distanzhülsen- oder Prothetikschraube befestigen, muss die Fixtur häufig entfernt werden.

Sofortige Nachimplantation mit größerem Implantat

Wenn keine Anzeichen einer Entzündung vorhanden und die weichgeweblichen und knöchernen Verhältnisse günstig sind, kann der Explantation sofort eine Nachimplantation mit einem größer dimensionierten Implantat folgen.

Fall 4 – gestörte Implantateinheilphase

Bei dieser Patientin waren sieben Schraubenimplantate alio loco in den Oberkiefer eingebracht worden, um eine ausschließlich implantatgetragene Suprakonstruktion anfertigen zu können (Abb. 35).

Rein implantatgetragene DK-Konstruktion

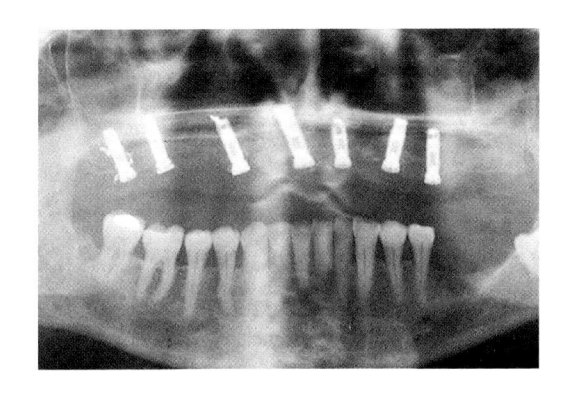

Abb. 35
Orthopantomogramm: Insertion von sieben Schraubenimplantaten in den Oberkiefer

In der Implantateinheilphase trug die Patientin eine provisorische Prothese exzessiv, die zum einen durch das Restgebiss im Unterkiefer und zum anderen durch ausgeprägte, stressbedingte Parafunktionen das Implantationsgebiet im Oberkiefer belastet war.

Frühe Belastung des Implantationsgebiets

Das führte dazu, dass die Implantate nicht ungestört einheilen konnten. Ein Implantat musste bereits im Rahmen der Implantatfreilegung entfernt werden, ein weiteres Implantat ging kurze Zeit später verloren (Abb. 36).

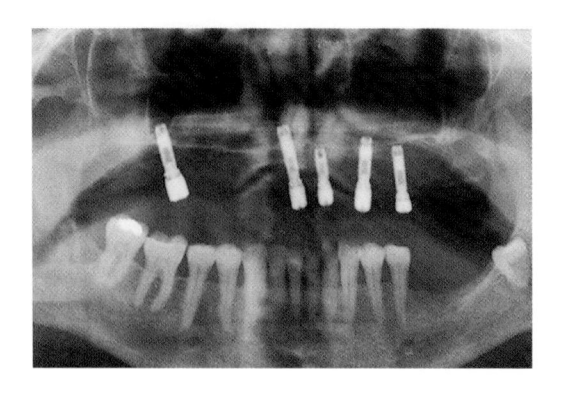

Abb. 36
Orthopantomogramm: Verlust von zwei Schraubenimplantaten im Oberkiefer rechts und in der Mitte

Individuell gefräster Steg/implantatgestützte Suprastruktur

Um die Patientin trotz der reduzierten Implantatanzahl noch versorgen zu können, wurde ein individuell gefräster Steg eingegliedert und mit einer partiellen, nahezu ausschließlich implantatgestützten, gaumenplattenfreien Suprastruktur versorgt (Abb. 37).

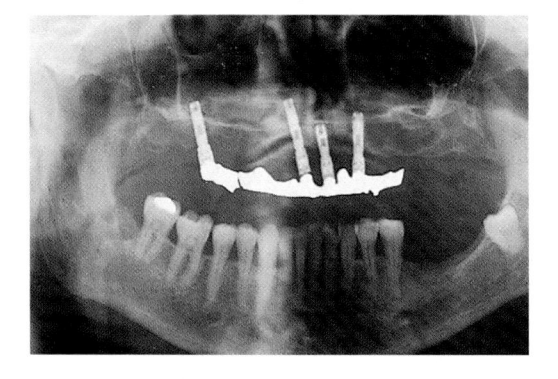

Abb. 37
Orthopantomogramm nach dem Verlust von drei Schraubenimplantaten: Prothetische Oberkieferversorgung auf den vier Implantaten mit einer nahezu ausschließlich implantatgetragenen Suprastruktur (individuell gefräster Steg); Steg- und Prothetikschraubenfraktur

Die Parafunktionen der Patientin ließen jedoch nicht nach. Kontrolluntersuchungen zur Artikulations- und Okklusionseinstellung sowie zur Implantatkontrolle wurden von der Patientin nicht wahrgenommen.

Fraktur der Stegkonstruktion/Prothetikschrauben

Nachdem zirka ein Jahr lang keine Kontrolle der Implantate stattfand, stellte sich die Patientin erneut beim Erstbehandelnden vor. Hierbei zeigte sich eine Fraktur der Stegkonstruktion sowie eine Fraktur der Prothetikschrauben (Abb. 38).

Fall 4 – gestörte Implantateinheilphase

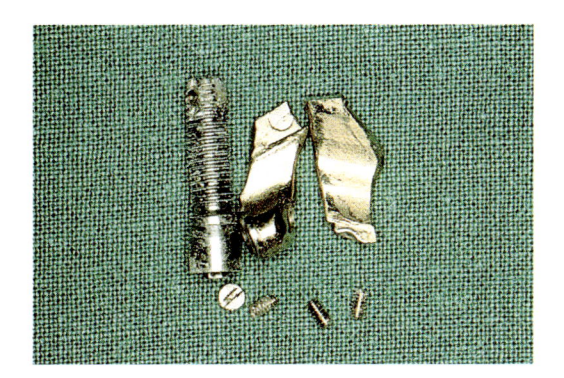

Abb. 38
Implantatverlust, Steg- und Prothetikschraubenfraktur bei ausgeprägten Parafunktionen

Bei der Vorstellung in der Universitätsklinik Essen wurde die Anfertigung einer implantat-tegumental (Gaumenplatte) gelagerten Suprakonstruktion sowie eine Harmonisierung der okklusalen Verhältnisse empfohlen.

Kommentar

Komplikationen dieser Art belegen wiederum, welche okklusalen Kräfte ausgeübt werden und was diese Kräfte auch an metallischen Suprakonstruktionen bewirken können, falls nicht eine gründliche Okklusions- und Artikulationseinstellung durchgeführt wird.

Okklusions- und Artikulationseinstellung

Der Behandlungsablauf zeigt ferner, dass die Probleme sich wahrscheinlich nur hätten vermeiden lassen, wenn bei dieser Patientin keine Implantate eingesetzt worden wären.

Für eine reizlose Einheilung und Osseointegration ist es von großer Bedeutung, dass das Implantationsgebiet nicht belastet wird. Darüber sollte der Patient vor der Implantation aufgeklärt werden.

> Bei Patienten, die in der Einheilphase nicht auf eine provisorische Prothese verzichten können und dazu eine provisorische Prothese exzessiv tragen wollen und die außerdem zu Parafunktion neigen, sollte eine Implantatversorgung nur sehr zurückhaltend, wenn überhaupt, vorgenommen werden.

!

Provisorische Implantate

Provisorische Implantate (zum Beispiel Loser & Co. GmbH, Leverkusen, Deutschland), in den Ober- oder Unterkiefer inseriert, können hilfreich sein, wenn der Patient auf eine provisorische Prothese in der Einheilphase (ohne parafunktionelle Überbelastung) nicht verzichten kann (*Petrungaro* 1998, *Krenmair* et al. 2003).

Durch die provisorischen Implantate hat die provisorische Prothese eine sichere Lagestabilität und kann im Implantationsgebiet hohlgelegt werden. Damit kann eine Belastung des Implantationsgebietes weitestgehend vermieden werden (Abb. 39 und 40).

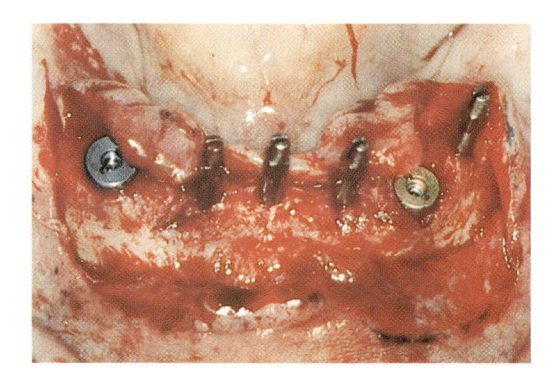

Abb. 39 und 40
Insertion von zwei Frialit-2-Vollschraubenimplantaten in Regio 33 und 43, Weichgewebsdeckung in Regio 33 und 43, Implantation von vier MTI-Übergangsimplantaten (MTI-MP, Loser & Co. GmbH, Leverkusen, Deutschland) im Rahmen der Insertion der Frialit-2-Fixturen.

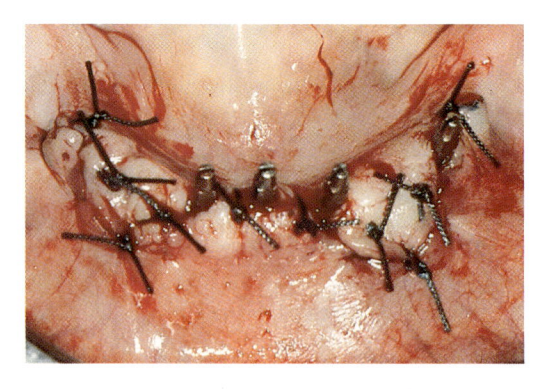

Abb. 40
Durch die Übergangsimplantate werden eine Überbelastung des Operationsgebietes und eine gestörte Einheilung der definitiven Fixturen in Regio 33 und 43 verhindert.

Sofortbelastbare Implantate

Inwieweit definitive sofortbelastbare Implantate, für die positive Ergebnisse zur Sofortversorgung des zahnlosen Unterkiefers bei günstigen knöchernen Verhältnissen vorliegen, auch im Oberkiefer die Zeit der postoperativen Prothesenkarenz verringern helfen, bleibt abzuwarten und in Zukunft zu klären. Erste Erfolg versprechende Berichte liegen bereits vor (*Tarnow* et al. 1997).

Fall 5 – Implantataberration in die Kieferhöhle

Vier OK-Implantate

Teleskopprothese geplant

Bei diesem Patienten waren alio loco vier Implantate in den Oberkiefer inseriert worden (Abb. 41). Nach Angaben des Vorbehandelnden sei es bei der Einsetzung nicht zur Perforation der Kieferhöhle gekommen. Geplant war, den Patienten mit einer Oberkieferteleskoparbeit zu versorgen.

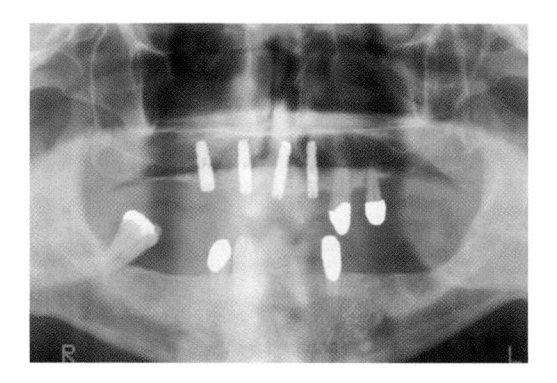

Abb. 41 Zustand nach Insertion von vier Frialit-2-Implantaten in den Oberkiefer alio loco. Enge Beziehung zwischen Kieferhöhlenboden und Implantatapex Regio 14. Nach Angaben des Vorbehandlers wurde im Rahmen der Implantatinsertion die Kieferhöhle nicht eröffnet.

Belastung in der Einheilphase

In der Implantateinheilphase trug der Patient nach eigenen Angaben seine alte Teleskopprothese wie gewohnt, das heißt, es wurde nicht auf eine mindere Belastung im Implantationsgebiet geachtet. In der Einheilphase hätten aufgrund von Prothesendruckstellen mehrmals Prothesenrandkürzungen vorgenommen werden müssen. Ob die alte Teleskopprothese im Bereich der inserierten Implantate hohl gelegt worden war, ließ sich nicht mehr eruieren.

Vor der Implantatfreilegungsoperation zirka sechs Monate post implantationem ist keine Röntgenaufnahme angefertigt worden. Da sich im Rahmen der Implantation ein Implantat Regio 14 nicht auffinden ließ, erfolgte die Vorstellung in der Essener Universitätsklinik. Im Orthopantomogramm stellte sich das in die Kieferhöhle aberrierte Implantat Regio 14 dar (Abb. 42). Dieses wurde dann im Rahmen einer

Fall 5 – Implantataberration in die Kieferhöhle

Kieferhöhlenrevision entfernt. Eine Nachimplantation in Kombination mit augmentativen Verfahren wurde vom Patienten nicht gewünscht. Die abschließende prothetische Neuversorgung stützte sich somit nur auf vier Implantaten und zwei natürlichen Zähnen ab (Abb. 43).

Kieferhöhlenrevision, keine Nachimplantation

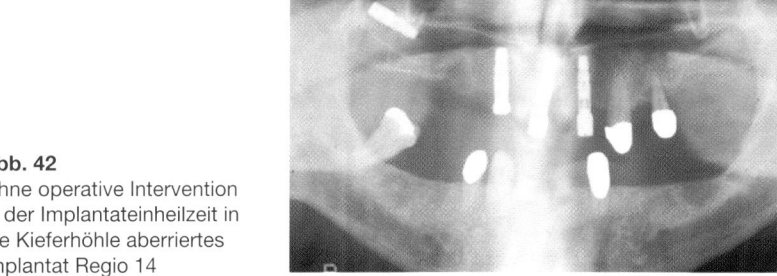

Abb. 42
Ohne operative Intervention in der Implantateinheilzeit in die Kieferhöhle aberriertes Implantat Regio 14

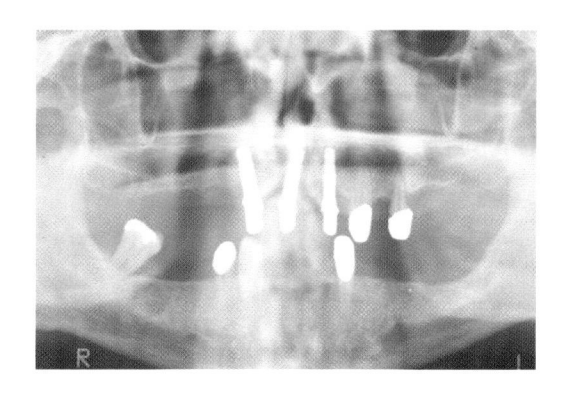

Abb. 43
Zustand nach Entfernung des Implantates aus der rechten Kieferhöhle und nach prothetischer Versorgung der restlichen drei reizlos osseointegrierten Implantate

Kommentar

Die Ursache für die Implantataberration in die Kieferhöhle lässt sich nicht mehr mit Sicherheit ausmachen. Hatte das Implantat Regio 14 vielleicht keine ausreichende Primärstabilität? Ist vielleicht doch im Rahmen der Implantation die Kieferhöhle perforiert worden? Die Autoren halten es für wahrscheinlich, dass sich der Patient in der Implantateinheilphase den periimplantären Knochen »weich gekaut« hat, was dann zur Implantatdislokation führte. Derartige Zwischenfälle

Ursachen nicht mehr definitiv zu klären

sind nach Kenntnis der Autoren sehr selten. Sie zeigen jedoch auf, wie wichtig eine primäre Implantatstabilität, der Erhalt des knöchernen Kieferhöhlenbodens und eine fehlende Kaubelastung des Implantationsbezirkes in der Einheilphase sind. Bei hinreichender Primärstabilität und fehlender Kaubelastung in der Einheilphase hätte sich nach Autorenansicht auch bei einer Perforation des Kieferhöhlenbodens eine Implantatdislokation höchst wahrscheinlich vermeiden lassen.

Fall 6 – Implantataberration nach kranial

Bei einem weiteren Patienten war alio loco ein IMZ-Implantat per Presspassung inseriert worden. Im Rahmen der Insertion aberrierte das Implantat kranialwärts, sodass nur noch der Implantatkopf durch den basalen Bereich des Alveolarfortsatzes gefasst war. Nach Aberration des Implantates wurde der Patient in die Klinik überwiesen. Hierbei zeigte sich, dass über eine laterale Osteotomie unter Erhalt der vestibulären Alveolarfortsatzkontinuität im krestalen Bereich die Implantatentfernung möglich war (Abb. 44 bis 46).

Implantatinsertion durch Presspassung

Laterale Osteotomie

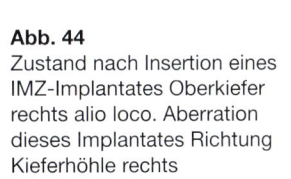

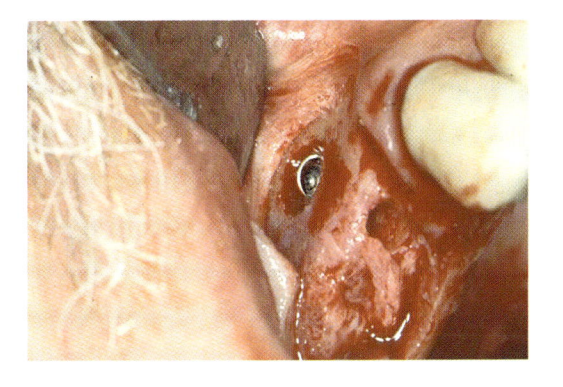

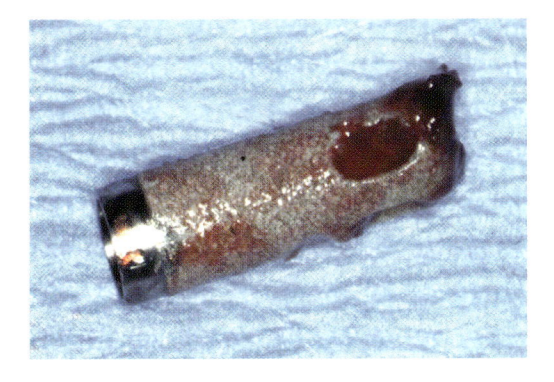

Abb. 44
Zustand nach Insertion eines IMZ-Implantates Oberkiefer rechts alio loco. Aberration dieses Implantates Richtung Kieferhöhle rechts

Abb. 45
Entferntes IMZ-Implantat

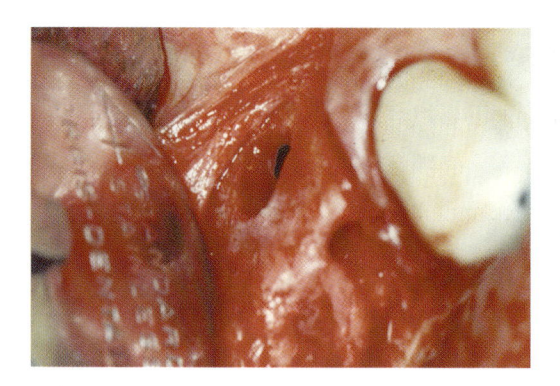

Abb. 46
Zustand nach Entfernung des IMZ-Implantates aus der rechten Kieferhöhle über eine laterale Osteotomie bei Erhalt der koronalen, vestibulären Alveolarfortsatzkontinuität

Kommentar

Sichere Platzierung durch Schraubenimplantate im OK

Die beschriebene Implantataberration deutet die Gefahr der Implantatdislokation bei Einbringung von rein zylindrischen Implantatkörpern in den weicheren Oberkiefer durch klopfende Bewegungen an. Hier wird der Vorteil von Schraubenimplantaten für eine sichere Implantatplatzierung deutlich.

Alveolarfortsatzregeneration

Durch eine laterale Osteotomie unter Erhalt der vestibulären krestalen Alveolarfortsatzkontinuität besteht die Chance einer günstigen Alveolarfortsatzregeneration, die gegebenfalls sekundär eine Implantatinsertion in Kombination mit einem Summers-Lift und einer Guided-bone-Regeneration ohne größere osteoplastische Maßnahmen erlaubt.

Fall 7 – entzündlicher, nekrotisierender Prozess post operationem

Bei der Patientin waren alio loco vier Implantate interforaminär inseriert worden. Simultan war im Rahmen der Implantatinsertion eine Vestibulumplastik vorgenommen und eine provisorische Prothese eingesetzt worden.

Vier Implantate, Vestibulumplastik, provisorische Prothese

Vier Tage nach der Implantatinsertion stellte sich die Patientin mit Schmerzen und Beschwerden in der Klinik vor. Die Implantate lagen partiell frei. Das die Implantate bedeckende Weichgewebe war zum Teil nekrotisch. Zusätzlich stellten sich beginnende entzündliche Prozesse periimplantär dar (Abb. 47).

Schmerzen postoperativ

Abb. 47
Zustand nach Insertion von vier Implantaten in die Unterkiefer-Front alio loco und Vestibulumplastik im Rahmen der Implantatinsertion. Jetzt: Weichgewebsnekrose bei lokalen entzündlichen Prozessen und partiell freiliegenden Implantaten

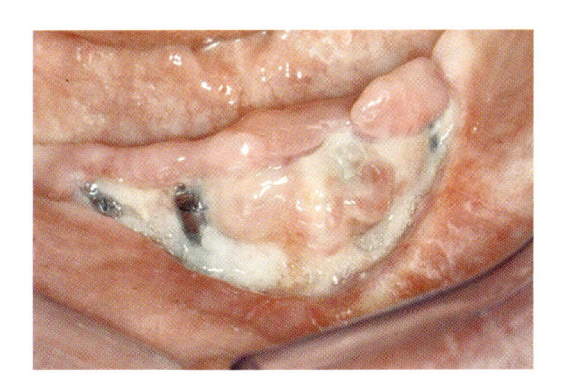

Kommentar

Der dargestellte Fall zeigt die Gefahr von entzündlichen, nekrotisierenden Prozessen nach Implantatinsertion auf, insofern bei noch nicht abgeschlossener Wundheilung zu starke Kaukräfte über eine unter Umständen provisorische, nicht sicher verankerte Prothese auf das Wundgebiet ausgeübt werden.

Kaubelastung

Empfehlung	Wenn der Patient postoperativ die Prothesenkarenz nicht einhalten kann, ist insbesondere entweder eine Implantatsofortbelastung über eine definitive Prothetik, ebenso die zusätzliche Insertion von provisorischen Implantaten und eine provisorische Prothetik oder aber eine transgingivale bzw. subgingivale Einheilung mit einer provisorischen Prothetik unter Aussparung der Implantationsorte zu empfehlen. Eine simultane Weichgewebsplastik bei vollständig tegumental gelagerter provisorischer Prothetik sollte kritisch überdacht werden. Alternativ ist sicherlich auch an eine Prothesenkarenz bis zur abgeschlossenen weichgeweblichen Wundheilung zu denken.

Fall 8 – Implantatfraktur

Bei der Patientin wurden im Unterkiefer-Frontbereich zwei im Durchmesser reduzierte Brånemark-Implantate mit sekundär verschraubter Suprakonstruktion inseriert. Nach einer mehrjährigen Tragezeit kam es zur Fraktur eines Implantates.

Durchmesserreduzierte Implantate/ sekundär verschraubte Suprakonstruktion

In der Klinik wurde das koronale Fragment entfernt. Das apikale Fragment sollte zum Erhalt des Alveolarfortsatzes in situ bleiben und im Rahmen der Nachinsertion entfernt werden.

Von der Patientin wurde jedoch aus finanziellen Gründen keine Nachinsertion beziehungsweise Neuversorgung trotz ausführlicher Aufklärung gewünscht, sodass die Prothetik, jetzt nur noch ungünstig auf einem Implantat gestützt, in situ blieb. Zu weiteren Kontrolluntersuchungen ist die Patientin nicht erschienen.

Kommentar

Dieser Fall aus den neunziger Jahren beschreibt das seltene Risiko einer Implantatfraktur, was insbesondere bei durchmesserreduzierten Implantaten zu beobachten ist. Durch materialtechnische Verbesserungen scheint aktuell auch bei durchmesserreduzierten Implantaten die Frakturgefahr minimiert zu sein. Es empfiehlt sich, zum Erhalt des Alveolarfortsatzes die Explantation der ossär verankerten Implantatfragmente und die Nachinsertion, sofern keine entzündlichen Prozesse vorliegen, zu kombinieren. Diese Entscheidung muss natürlich in Absprache mit dem Patienten getroffen werden, auf den finanzielle Belastungen bei einer Neuversorgung zukommen können (Abb. 48 bis 50).

Empfehlung: Explantation und Nachinsertion

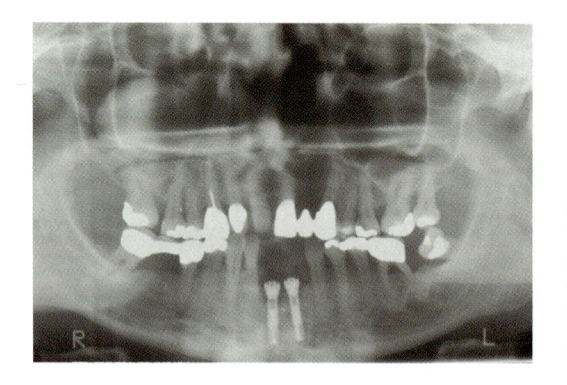

Abb. 48
Orthopantomogramm:
Zustand nach Insertion von zwei im Durchmesser reduzierten Brånemark-Implantaten in die Unterkiefer-Front

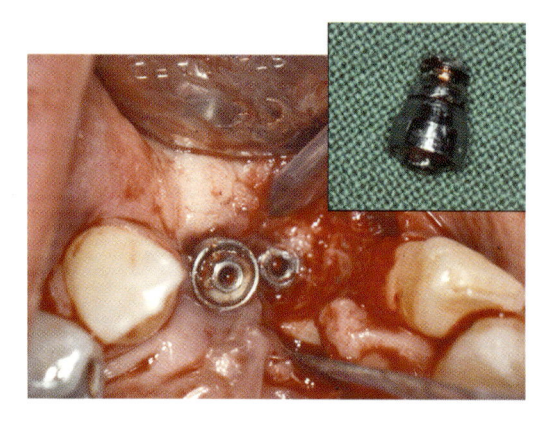

Abb. 49
Zustand nach Implantatfraktur Regio 41

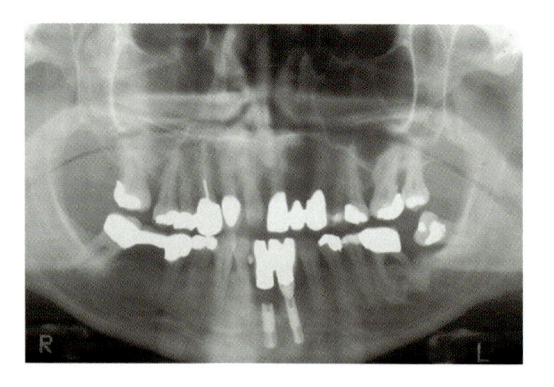

Abb. 50
Orthopantomogramm: Zustand nach Entfernung des frakturierten koronalen Implantatanteils Regio 41. Apikales Fragment in situ. Implantatgestützte Suprakonstruktion, fixiert auf dem Implantat Regio 42, in situ

Fall 9 – kieferorthopädisch bedingte Implantatextrusion

Bei dem Patienten erfolgte eine Osteoplastik Regio 12 nach einer abgeschlossenen Lippen-Kiefer-Gaumen-Spalt-Behandlung (Abb. 51). Drei Monate nach der Osteoplastik wurde ein Implantat inseriert, das fünf Monate später freigelegt und prothetisch versorgt wurde (Abb. 52 und 53). Zum Zeitpunkt der Prothetikinsertion lief noch eine kieferorthopädische Behandlung. Drei Monate nach eingegliederter Prothetik stellte sich der Patient mit einer elongierten Krone Regio 12 vor. Klinisch war das Implantat bestens osteointegriert. Die Implantatkrone saß fest dem Implantat auf. Die veränderte periimplantäre Situation war letztendlich durch eine kieferorthopädisch bedingte Extrusion bedingt.

Osteoplastik nach Lippen-Kiefer-Gaumen-Spalt-Behandlung

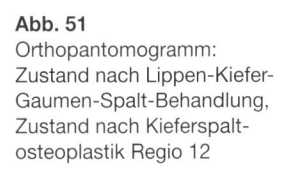

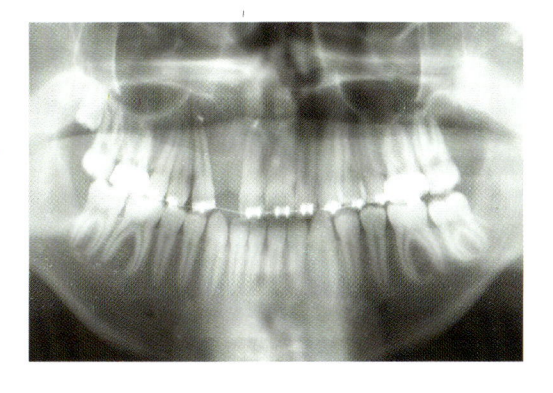

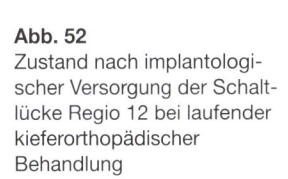

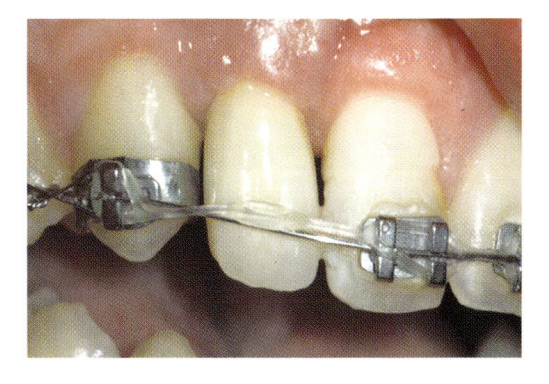

Abb. 51
Orthopantomogramm: Zustand nach Lippen-Kiefer-Gaumen-Spalt-Behandlung, Zustand nach Kieferspaltosteoplastik Regio 12

Abb. 52
Zustand nach implantologischer Versorgung der Schaltlücke Regio 12 bei laufender kieferorthopädischer Behandlung

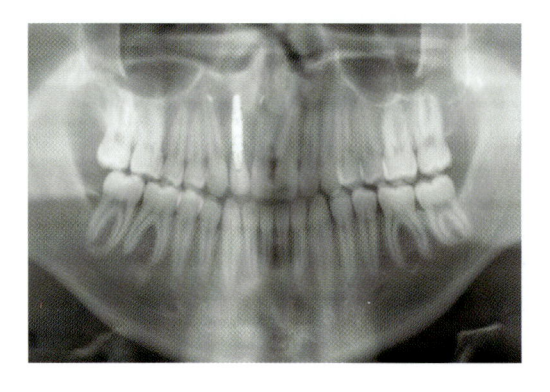

Abb. 53
Orthopantomogramm: Zustand nach Kieferspaltosteoplastik Regio 12, Implantatversorgung und prothetischer Versorgung des Implantates

Kosmetisch günstige Neuinsertion

Die Implantatkrone wurde abgenommen und entsprechend der neuen anatomischen Situation modifiziert. Anschließend konnte sie wieder kosmetisch günstig inseriert werden (Abb. 54).

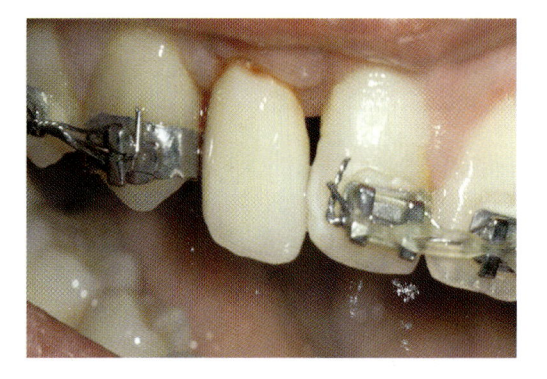

Abb. 54
Zustand nach kieferorthopädischer Extrusion des Implantates Regio 12 bei stabiler Osteointegration und nicht gelockerter Suprastruktur

Kommentar

Der vorliegende Fall beschreibt das seltene Phänomen einer kieferorthopädisch bedingten Implantatextrusion, ohne dass es klinisch zu einer herabgesetzten Osteointegration gekommen ist. An die Möglichkeit einer Implantatextrusion muss somit auch bei laufenden kieferorthopädischen Behandlungen gedacht werden.

Fall 10 – lokale Abszedierung und osteomyelitischer Prozess

Bei diesem Patienten war der Oberkiefer alio loco mit einem Knochenersatzmaterial rekonstruiert worden. Zusätzlich wurden insgesamt sechs Implantate eingebracht (Abb. 55). In der Implantateinheilphase traten Gesichtsschwellungen und Schmerzen auf, weshalb sich der Patient in der Klinik vorstellte.

Einsatz von Knochenersatzmaterial, sechs Implantate

Abb. 55
Orthopantomogramm: Zustand nach absoluter Augmentation des Oberkiefers alio loco mit Knochenersatzmaterial und nach Insertion von sechs Implantaten in den Oberkiefer alio loco

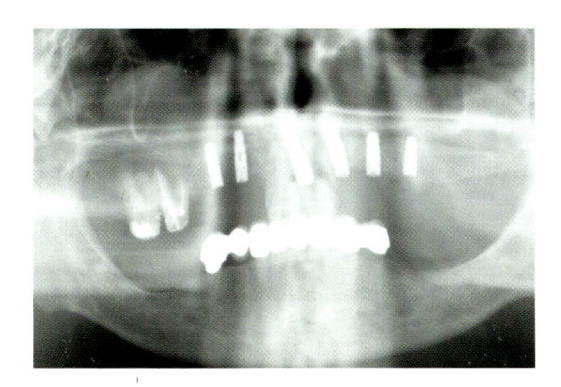

Die Erstuntersuchung zeigte eine massive Gesichtsschwellung mit partiell freiliegenden Implantatköpfen und Augmentationsmaterial bei lokalen Abszedierungen und osteomyelitischen Prozessen (Abb. 56 bis 58).

Abb. 56 bis 58
Zustand nach lokalen Osteomyelitiden und Abszedierungen bei partiell freiliegenden Implantaten und partiell freiliegendem Knochenersatzmaterial

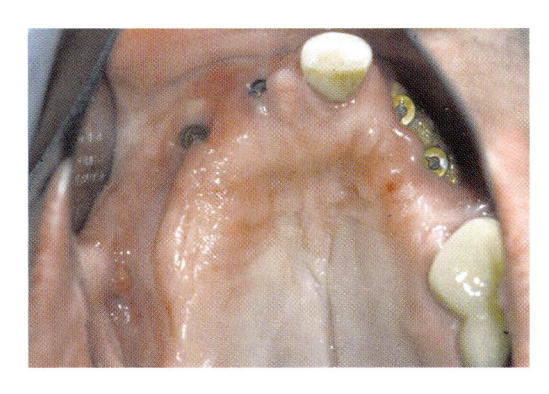

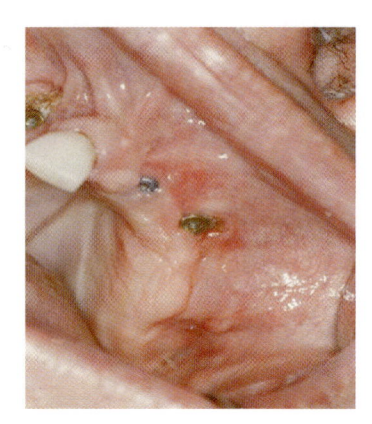

Abb. 57

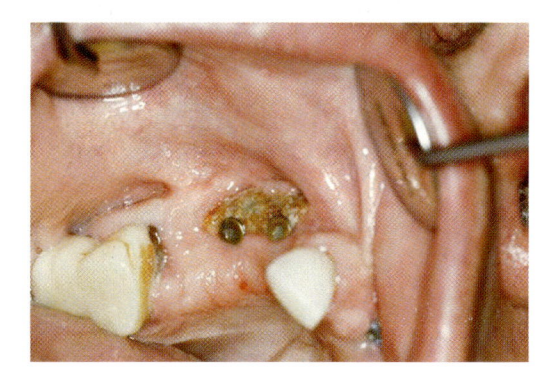

Abb. 58

Entfernung Augmentationsmaterial/Implantate/ Entzündungsgewebe

Oberkieferrekonstruktion und Implantatinsertion

Im Rahmen einer operativen Intervention wurde das Augmentationsmaterial, fünf Implantate sowie entzündlich verändertes Gewebe entfernt (Abb. 59 und 60). Nach einer Ausheilungszeit erfolgte dann die erneute Oberkieferrekonstruktion mit einem Beckenkammtransplantat in Form eines Sinusliftes beidseits und einer zirkulären Anlagerungsosteoplastik (Abb. 61). Drei Monate nach Implantatinsertion wurden dann acht Xive-Implantate (Dentsply-FRIADENT GmbH, Mannheim, Deutschland) primärstabil in den rekonstruierten Oberkiefer eingesetzt (Abb. 62). Die prothetische Versorgung erfolgte abschließend alio loco.

Fall 10 – lokale Abszedierung und osteomyelitischer Prozess 97

Abb. 59 und 60
Zustand nach Oberkieferrevision mit Entfernung des Augmentationsmaterials sowie Entfernung von fünf Implantaten und Entzündungsgewebe

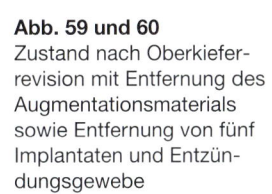

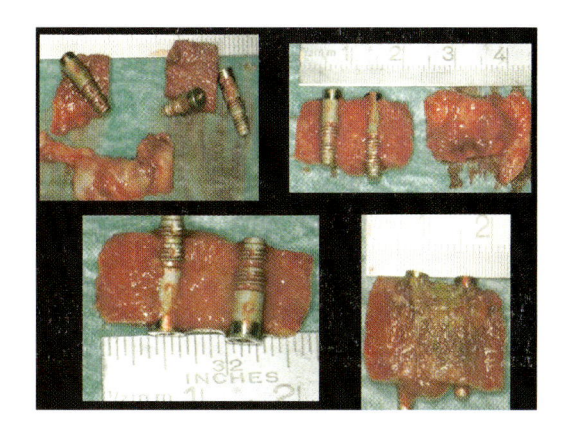

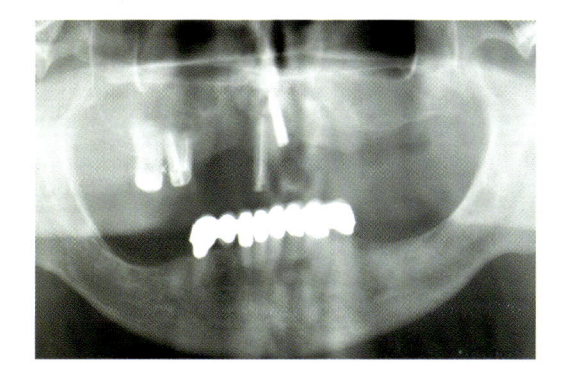

Abb. 60

Abb. 61
Orthopantomogramm: Zustand nach Oberkieferrekonstruktion mit einem Beckenkammtransplantat durch Anlagerungsosteoplastik und Sinuslift beidseits. Osteosyntheseschrauben und Implantat Regio 21 in situ

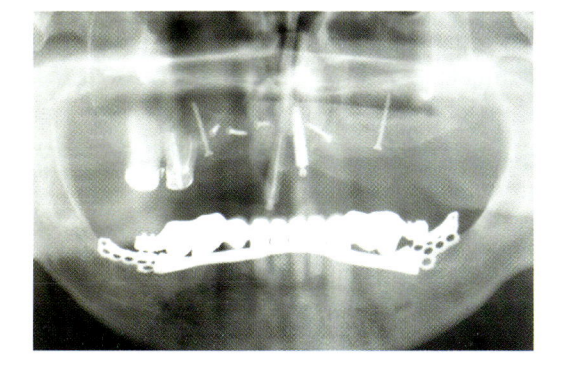

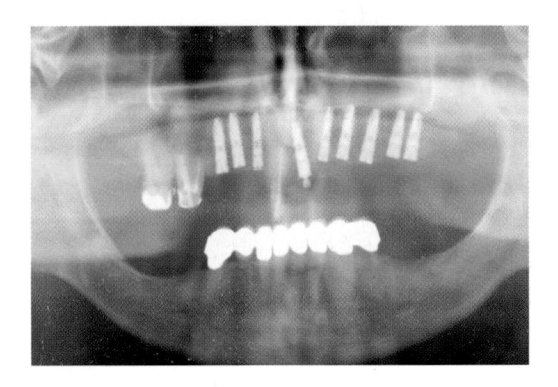

Abb. 62
Orthopantomogramm: Zustand nach Entfernung des Osteosynthesematerials und Insertion von acht Xive-Implantaten in den Oberkiefer

Kommentar

Komplikations-
ursache nicht
eindeutig

Die aufgetretenen Komplikationen lassen sich nach Ansicht der Autoren im Nachhinein nicht sicher ursächlich zuordnen. Zum einen besteht die Möglichkeit, dass operativ nicht lege artis vorgegangen worden ist und es so zu den entzündlichen Prozessen kam.

Zum anderen besteht die Möglichkeit, dass die verwendeten Materialien bei gegebener Ausgangssituation nicht geeignet waren.

Nicht auszuschließen ist auch, dass in der Einheilphase gegebenenfalls exzessiv eine provisorische Prothese getragen wurde, über deren Druckbelastungen es letztendlich zu der oben beschriebenen Situation kam.

Auch eine Kombination der oben aufgeführten Möglichkeiten ist sicherlich denkbar.

Antologes
Knochenmaterial:
Goldstandard

Nach wie vor gilt als »Goldstandard« in der präprothetischen Chirurgie das autologe Knochenmaterial, das auch im vorliegenden Fall dazu beitrug, trotz der schwierigen Ausgangssituation eine günstige Basis für die spätere Implantatinsertion zu schaffen.

8 Literatur

1. *Albrektsson, T., Zarb, G. A., Worthington, P., Ericsson, R. A.*: The long-term efficiency of currently used dental implants: A review and proposed criteria of success. Int J Oral Maxillofac Implants 1: 11 (1986)
2. *Alcoforado, G. A. P., Rams, T. E., Feik, D., Slots, J.*: Microbial aspects of failing osseointegrated implants in humans. J Parodont 10: 11 (1991)
3. *Augthun, M., Tinschert, J., Spiekermann, H.*: Rasterelektronenmikroskopische Untersuchungen zur Reinigung unterschiedlicher Implantatbeschichtungen. Z Zahnärztl Implantol 11: 176 (1995)
4. *Balshi, T. J.*: Resolving aesthetic complications with osseointegration: Using a double-casting prothesis. Quintess int 17: 281 (1986)
5. *Beck, J.*, et al.: Periodontal disease and cardiovascular disease. J Periodontol 67: 1123 (1996)
6. *Becker, W., Becker, B. E., Newman, M. G., Nyman, S.*: Clinical and microbial findings that may contribute to dental implant failure. Int J Oral Maxillofac Implants 5: 31 (1990)
7. *Behneke, A., Behneke, N., d'Hoedt, B.*: Regenerative Behandlung knöcherner Defekte mit autologen Knochentransplantaten im Rahmen der Periimplantitistherapie. Z Zahnärztl Implantol 13: 5 (1997)
8. *Berglundh, T.*, et al: Soft tissue reaction to the new plaque formation on implants and teeth. Clin Oral Implant Res 3: 1 (1992)
9. *Beumer, J., Hamada, M. O., Lewis, S.*: A prosthodontic overview. Int J Prosthodont 6: 126 (1993)
10. *Block, M. S., Kent, J. N.*: Factors associated with soft- and hard-tissue compromise of endosseous implants. Int J Oral Maxillofac Surg 48: 1152 (1990)
11. *Buchmann, R., Khoury, F., Müller, R. F., Lange, D. E.*: Die Therapie der progressiven marginalen Parodontitis und Periimplantitis. Dtsch Zahnärztl Z 52: 421 (1997)
12. *Buchmann, R., Khoury, F., Lange, D. E.*: Die entzündlich periimplantäre Erkrankung (Periimplantitis). ZM 84: 48 (1994)
13. *Büchter, A. Dirkmann, E. Joos, U. Kleinheinz, J.*: Implantatverlust nach Periimplantitistherapie. Z Zahnärztl Implantol 19, 185 (2003)
14. *Davis, H. W.*, et al.: Mobilization of the inferior alveolar nerve to allow placement of osseointegratable fixtures. In: *Worthington, P.,*

Brånemark, P.-I. (eds.): Advanced osseointegration surgery. Quintessence publishing, Chicago 1992
15. *Deckwer, I., Engelke, W.*: Minimalinvasive, endoskopisch unterstützte Sinusbodenaugmentation. Z Zahnärztl Implantol 14: 17 (1998)
16. *Ehrenfeld, M., Riedige, D., Schwenzer, N., Eichhorst, U.*: Zur Therapie implantatbedingter Schmerzzustände in der Kiefer- und Gesichtsregion. Dtsch Zahnärztl Z 45: 58 (1990)
17. *Fallschlüssel, G. H. K.*: Zahnärztliche Implantologie. Quintessenz, Berlin 1986
18. *Gomez-Roman, G., Schulte, W., Axmann-Krcmar, D.*: Periimplantäre Prognosefaktoren von Implantatverlusten. Z Zahnärztl Implantol 12: 225 (1996)
19. *Gouvoussis, J., Sindhusake, D., Yeung, S.*: Cross-infection from periodontitis sites to failing implant sites in the same mouth. Int J Oral Maxillofac Implants 12: 666 (1997)
20. *Hobo, S., Ichida, E., Garcia, L.*: Osseointegration and occlusal rehabilitation. Quintessenz, Berlin 1989
21. *Hürzeler, M. B., Quinonines, C. R., Morrison, E. C., Caffesse, R. G.*: Treatment of periimplantitis using guided bone regeneration and bone grafts, alone or in combination, in beagle dogs. Part 1: Clinical findings and histological observation. Int J Oral Maxillofac Implants 10: 474 (1995)
22. *Jemt, R., Lekholm, U., Adell, R.*: Osseointegrated implants in the treatment of partically edentoluous patients: A preliminary study on 876 consecutively placed fixtures. Int J Oral Maxillofac implants 4: 211 (1989)
23. *Keller, E. E., Tolman, D. E., Zuck, S. L., Eckert, S. E.*: Mandibular endosseous implants and autogenous bone grafting in irradiated tissue: a 10-year retrospective study. International Journal of Oral and Maxillofacial Implants 12: 800 (1997)
24. *Khoury, F.*: Zur Problematik von Nervverletzungen bei implantologischen Maßnahmen im Unterkiefer. Z Zahnärztl Implantol 10: 183 (1994)
25. *Kleinheinz, J., Figgener, L., Katsch, F., Joos, U.*: Die Implantologie im Blickpunkt haftungsrechtlicher Auseinandersetzungen. Z Zahnärztl Implantol 17, 143 (2001)

26. *Konter, U., Pape, H. D.*: Oroantrale Fistel und Sinusitis maxillaris nach Sinuslift. Dtsch Z Mund Kiefer GesichtsChir 19: 32 (1995)
27. *Krenkel, C., Holzner, K.*: Die linguale Knochenperforation als Kausalfaktor einer lebensbedrohlichen Blutung bei einem Einzelzahnimplantat der Eckzahnregion. Quintessenz 1003 (1986)
28. *Krenmair, G., Weinländer, M., Schmidinger, S.*: Provisional implants for anchoring removable interim prosthesis in edentulous jaws: a clinical study. Int J Oral Maxillofac Implants 18, 582 (2003)
29. *Lekholm, U., Adell, R., Brånemark, P. I.*: Komplikationen. In: *Brånemark, P. I., Zarb, G. A., Albrektsson, T.*: Gewebeintegrierter Zahnersatz – Osseointegration in klinischer Zahnheilkunde. Quintessenz, Berlin 1985
30. *Lekholm, U.*, et al.: Marginal tissue reactions at osseointegrated titanium fixtures. A cross-sectional prospective study. Int J Oral Maxillofac Implants 15: 53 (1986)
31. *Lindquist, L., Rockler, B., Carlsson, G.*: Bone resorption around fixtures in edentulous patients treated with mandibular fixed tissue-integrated prostheses. J Prosth Dent 59: 59 (1988)
32. *Maeglin, B.*: Schwierigkeiten und Komplikationen. In: *Schröder, A., Sutter, F., Krekeler, G.*: Orale Implantologie. Thieme Verlag, Stuttgart 1988
33. *Manson, M. E., Triplett, R. G., Alfonso, W. F.*: Life threatening hemorrhage from placement of a dental implant. J Oral Maxillofac Surg 48: 201 (1990)
34. *Markwalder, T.*: Probleme, Komplikationen und Mißerfolge in der oralen Implantologie. Swiss Dent 10: 27 (1989)
35. *Mellado, J. R., Freedmann, A. L., Salkin, L. M., Stein, M. D., Schneider, D. B., Cutler, R. H.*: Klinische Bedeutung der mikrobiologischen Untersuchung: Vergleichende Analyse mikrobiologischer Proben von gleichen Entnahmestellen und Anzüchtung in zwei unabhängigen Labors. Int J Par Rest Zahnheilkd 21, 215 (2001)
36. *Mombelli, A.*, et al.: The microbiota associated with successful or failing osseointegrated titanium implants. Oral Microbiol Immunol 2: 145 (1987)

37. *Nevin, M., Langer, B.*: The successful use of osseointegrated implants for the treatment of recalcitrant periodontal patients. J Periodontol 66: 155 (1995)
38. *Newman, M. G., Flemming, T. F.*: Bacteria-host interactions. In: Worthington, P., Brånemark, P. I.: Advanced osseointegration surgery. Quintessenz, Berlin 1992
39. *Niimi, A., Ueda, M.*: Crevicular fluid in the osseointegrated implant sulcus: A pilot study. Int J Oral Maxillofac Implants 10: 434 (1995)
40. *Offenbacher, S.*, et al.: Periodontal infection as a possible risk factor for preterm low birth weight. J Periodontol 67: 1103 (1996)
41. *Petrungaro, P. S.*: Festsitzende provisorische Versorgung mit Übergangsimplantaten bei gleichzeitiger Kieferkammstabilisierung durch Knochenaugmentation. Dent Implantol 4: 260 (1998)
42. *Richter, E.-J., Jansen, V. K., Spiekermann, H., Jovanovic, S. A.*: Langzeitergebnisse von IMZ- und TPS-Implantaten im interforaminalen Bereich des zahnlosen Unterkiefers. Dtsch Zahnärztl Z 47: 449 (1992)
43. *Rosenberg, E. S., Torosian, J. P., Slots, J.*: Microbiological differences in two clinically distinct types of failures of osseointegrated implants. Clin Oral Impl Res 2: 134 (1991)
44. *Sailer, H. F., Pajarola, G. F.*: Orale Chirurgie. In: *Rateitschak, K. H., Wolf, H. F.* (Hrsg.): Farbatlanten der Zahnmedizin. Bd. 11. Thieme Verlag, Stuttgart 1996
45. *Sbordone, L.*, et al.: Antimicrobial susceptibility of periodontopathic bacteria associated with failing implants. J Periodontol 66: 69 (1995)
46. *Schlegel, A., Randelshofer, P., Sommer, B.*: Das Real Time CT-Verfahren in der implantologischen Planung. Zahnärztl Welt 102: 22 (1993)
47. *Schlegel, K. A., Janson, O., Heumann, C., Toutenburg, H.*: Attached gingiva und Periimplantitis. Z Zahnärztl Implantol 10: 212 (1994)
48. *Schug, T., Dumbach, J., Rodemer, H.*: Unterkieferfraktur – eine seltene implantologische Komplikation. Mund Kiefer GesichtsChir 3, 335 (1999)

49. *Smith, D. E., Zarb, G. A.*: Criteria for success for osseointegrated endosseous implants. J Prothet Dent 62: 567 (1989)
50. *Spiekermann, H.*: Enossale Implantate. In: *Hupfauf, L.*: Praxis der Zahnheilkunde, Bd. 7: Totalprothesen. Urban & Schwarzenberg, München 1991
51. *Spiekermann, H.*: Implantologie. Farbatlanten der Zahnmedizin, Bd. 10, Thieme Verlag, Stuttgart, New York 1994
52. *Strunz, V., Tetsch, P.*: Komplikationen und Risiken bei Implantationen im Oberkiefer. Fortschr Zahnärztl Implantol 1: 228 (1985)
53. *Summers, R. B.*: A new concept in maxillary implant surgery: The osteotome technique. Compend Contin Educ Dent 2: 152 (1994)
54. *Tarnow, D. P., Emtiaz, S., Classi, A.*: Immediate loading of threated implants at stage one surgery in edentulous arches: Ten consecutive case reports with 1–5 year data. Int J Oral Maxillofac Implants 12, 319 (1997)
55. *Tetsch, P.*: Enossale Implantationen in der Zahnheilkunde. Hanser Verlag, München 1991
56. *Tolman, D. E., Keller, E.*: Management of mandibular fractures in patients with endosseous implants. Int J Oral Maxillofac Implants 6: 427 (1991)
57. *Weischer, T., Mohr, C., Schettler, D.*: Concept of surgical and implant- supported prostheses in the rehabilitation of patients with oral cancer. International Journal of Oral and Maxillofacial Implants 11: 775 (1996)
58. *Weischer, T., Mohr, C., Schettler, D.*: Zur chirurgischen und prothetischen Implantologie im Rahmen der Rehabilitation von Tumorpatienten. Z Zahnärztl Implantol 11: 165 (1995)
59. *Weischer, T., Mohr, C.*: 10 year experiences in oral implant rehabilitation of cancer patients – treatment concept and proposed criteria for success in maxillofacial implantology. Int J Oral Maxillofac Implants 14: 521 (1999)
60. *Weischer, T., Mohr, C.*: Früherkennung des drohenden Implantatverlustes bei Tumorpatienten. Dtsch Z Mund Kiefer GesichtsChir 1: 294 (1997)
61. *Wheeler, S.*: Use of Frialit-2 implant system in private practice: a clinical report. Int J Oral Maxillofac Implants 18, 552 (2003)

62. *Wittal, C.G.:* Zahnärztliche Implantologie. In: *Ott, R., Vollmer, H.P., Krug, W.* (Hrsg.): Klinik- und Praxisführer Zahnmedizin. Thieme Verlag, Stuttgart 2003
63. *Zarb, G. A., Schmitt, A.:* The longitudinal clinical effectiveness of osseointegrated implants: The Toronto study. Part I: Surgical results. J prosth Dent 63: 451 (1990a)
64. *Zarb, G. A., Schmitt, A.:* The longitudinal clinical effectiveness of osseointegrated Implants: The Toronto study. Part III: Surgical results. J prosth Dent 64: 185 (1990b)

Teil II
Forensik in der Implantologie

Hans-Jürgen Hartmann

1 Einleitung

Die erfolgreiche Umsetzung der implantologischen Behandlung

Als die Implantologie 1982 von der DGZMK wissenschaftlich anerkannt wurde, haben sich wohl nur wenige vorstellen können, wie sehr gerade dieses Therapiekonzept die Zahnmedizin, insbesondere die Chirurgie und Prothetik entscheidend beeinflussen würde. Heute ist sie aus der zahnärztlichen Behandlung nicht mehr wegzudenken. Sie hat Eingang gefunden in die Gebührenordnung und gibt auch gerade deswegen zu vielen juristischen Auseinandersetzungen Anlass.

Aufklärung, Information, Dokumentation und Diagnostik

Die Patienten haben das Recht, sowohl über Alternativtherapien als auch über implantologische Behandlungen aufgeklärt zu werden. So wie dies mittlerweile durch die Gerichte bestätigt wurde, gilt auch daneben der Grundsatz, dass die Implantologie als eine freiwillige Leistung eine weitaus größere Aufklärung und Information, Dokumentation und Diagnostik benötigt, als es Alternativtherapien vorsehen.

Ständige Fortbildung

Die Einführung implantologischer Behandlungsmaßnahmen in ein Behandlungskonzept besteht nicht nur darin, sich ein Implantationssystem anzuschaffen, sondern es hat weitreichende Änderungen in der Praxis zur Folge. Das reicht von apparativen Ausstattungen über räumliche Veränderungen bis hin zur Ausbildung der Mitarbeiter oder der Beachtung gewisser Formalien. Letztlich wurde mit dem »Tätigkeitsschwerpunkt Implantologie« eine Grundlage geschaffen, die Zahnärzte verpflichtet, sich zur Erlangung dieses Spezialistentitels fortzubilden.

Wissenschaftliche Systemauswahl

Der bemerkenswert große Aufwand ist es wohl, der viele Zahnärzte davor zurückschrecken lässt, implantologisch tätig zu werden. Die implantologische Behandlung früherer Jahre, die sich bisweilen in einem gelegentlichen »Dübeln« erschöpfte, ist heute einer ernstzunehmenden wissenschaftlich begründeten Systemauswahl gewichen. Im Zeitalter der immer kritischer werdenden Patienten mit höheren Anforderungen stellt dies eine hohe Belastung für Zahnärzte und ihre Mitarbeiter dar. Die höhere Kostenbelastung für die Patienten und der durchaus bemerkenswerte Eingriff in die Integrität der Kieferverhältnisse lässt die Patienten häufiger an juristische Schritte bei Fehlleistungen, Behandlungsfehlern oder Nichterfüllung ihrer Wünsche denken. Die gesetzlichen Vorschriften sind für den Zahnarzt nicht neu, aber sie müssen peinlichst genau beachtet werden.

Dadurch dass die Implantologie ausschließlich Privatleistung ist, ergibt sich auch ein ganz anderes Rechtsbewusstsein. Die Frage nach der Haftung bei Behandlungsfehlern oder mangelnder Aufklärung, die Frage des Nachweises der durchgeführten Behandlung und schließlich auch die Nachsorge zur Sicherung des Behandlungsergebnisses sind völlig unterschiedlich zu dem, was im gesetzlichen Krankenkassenvertrag oder bei konventionellen Alternativtherapien üblich ist.

Privatleistung schafft anderes Rechtsbewusstsein

In diesem Teil des Buches möchte ich den Weg eines Patienten durch eine zahnärztliche Praxis und das implantologische Behandlungskonzept unter Berücksichtigung der forensischen Aspekte bis hin zum dauerhaften endgültigen Erfolg begleiten. Dieser Bericht fußt auf einer 30-jährigen Erfahrung mit wechselnden Erfolgen und Ansprüchen. Dabei beleuchtet er die rein zahnmedizinische Seite, erhebt aber keinen Anspruch auf ausgefeilte juristische Formulierungen und soll exemplarisch aufzeigen, wie die Implantologie erfolgreich umgesetzt werden kann und wie mögliche Schwierigkeiten juristischer Auseinandersetzungen oder Diskussionen über Therapiemaßnahmen im Vorfeld geklärt werden.

Zielsetzung

2
Die Schritte der implantologischen Behandlung unter forensischen Aspekten

Kontaktaufnahme mit dem Patienten

Privatleistung Implantation

Bei der Kontaktaufnahme implantologisch interessierter Patienten muss zwischen neuen Patienten und jenen Patienten unterschieden werden, die schon länger in der Praxis behandelt werden. So kann ein neuer Patient nicht den Informationsstand eines langjährigen Patienten haben und bedarf daher näherer Informationen. Hier gilt als erster Grundsatz, dass dem Patienten, sei es beim persönlichen Empfang oder über das Telefon, deutlich gemacht werden muss, dass die Implantation (inkl. Aufklärung und Diagnostik) eine reine Privatleistung ist.

Informationsstand des Patienten beachten

Es ist einer der ganz wenigen sofortigen Hinweise, dass gesetzlich versicherte Patienten in Rahmen ihrer Versicherung keinen Anspruch auf implantologische Leistungen haben. Dies bezieht sich nicht nur auf die Leistung selbst, sondern auch auf alles, was damit in Zusammenhang steht, wie Beratung, Röntgenaufnahmen, Prothetik und schließlich auch auf das Recall. Daraus resultieren zum anderen aber auch gewisse Rechte. Eine implantologische Versorgung ist ein freiwilliger Eingriff, der eine grundsätzlich andere Aufklärung als die bei medizinisch notwendigen Behandlungen nach sich zieht. Bevor wir uns jedoch dem Thema Aufklärung widmen, sind einige andere Hinweise sehr hilfreich, die dem behandelnden Zahnarzt oder dem Personal die Betreuung des Patienten erleichtern.

Alle Leistungen sind privat auszugleichen

Über Kostenpflicht frühzeitig informieren

Bei der ersten Kontaktaufnahme trifft die Mitarbeiterin einer zahnärztlichen Praxis sehr häufig auf völliges Unverständnis, dass beratende Maßnahmen oder Röntgenaufnahmen vom Patienten privat auszugleichen sind. Es empfiehlt sich in jedem Fall dem Begleitschreiben mit der Bestätigung des Termins Hinweise über die Privatleistung beizule-

Begleitschreiben

gen. Dieses Schreiben sollte auch den Patienten über Kosten informieren, die bei der implantologischen Beratung, der Herstellung von Röntgenaufnahmen oder bei der Erstellung von Behandlungsplänen entstehen (Anlage 1). Neben Lageplänen oder weiteren Informationen über die Praxis hat sich dieses Schreiben äußerst bewährt.

Nur allein die mündliche Information des Patienten reicht nicht aus. Eine Bestätigung des Empfangs oder die Kenntnisnahme der Kosten ist im Falle einer juristischen Auseinandersetzung von entscheidender Bedeutung. Die Erfahrung lehrt, dass gerade jene Patienten, die völliges Unverständnis zeigen, sich schon bei der Erstellung des Behandlungsplanes weigern, die Kosten auszugleichen. Hier nun ergibt sich der erste gravierende Unterschied zwischen einem Behandlungsplan einer gesetzlichen Krankenkasse und einem implantologischen Behandlungsplan nach privatzahnärztlichen Gesichtspunkten. So ist der gesetzlich versicherte Behandlungsplan nicht kostenpflichtig, während der private implantologische kostenpflichtig ist. »Nach Anfrage«, sagt der Gebührentext, das heißt, der Zahnarzt muss den Auftrag vom Patienten bekommen, eine Behandlungsplanung durchzuführen und dies ausdrücklich bekunden lassen (Anlage 2).

Empfangsbestätigung

Behandlungsplan als Auftrag

Rechtsprechung

Die Weigerung des Patienten, ohne Aufklärung die Kosten zu übernehmen, wird durch die allgemeine Rechtsprechung gedeckt. Ein Patient ist nur dann kostenpflichtig, wenn er auch vor der Behandlung über die entsprechenden Kosten aufgeklärt worden ist. Eine Information über die anfallenden Kosten während der Aufklärung über implantologische Versorgungen ist im höchsten Maße ungeschickt und wird von den Patienten auch in den meisten Fällen nicht richtig wahrgenommen. Der Zahnarzt gerät nach Erstellung der Liquidation sehr häufig in Beweisnot.

Erst mit Aufklärung entsteht Kostenpflicht

> **!** Daher gilt grundsätzlich: Den Patienten vorher zu informieren und ihn schon informiert zum Patientenaufklärungsgespräch einzubestellen. Dass dann die Kenntnisnahme, die Einverständniserklärung in der Praxis unterschrieben werden kann, wohlbemerkt, vor dem Behandlungsgespräch, ist üblich und widerspricht nicht den gesetzlichen Bestimmungen.

Röntgenaufnahmen

Bisweilen werden Röntgenaufnahmen nicht den qualitativen Ansprüchen gerecht. Für eine Sinusbodenelevation reicht keine Einzelaufnahme, vielmehr muss ein Orthopantomogramm angefertigt werden, das eine Übersicht über alle Regionen des Kiefers bietet. In Zweifelsfällen muss eine neue Aufnahme angefertigt werden, die dann zulasten des Patienten abgerechnet wird. Es wird zwar immer wieder diskutiert, ob eine Röntgenaufnahme dann auch über eine gesetzliche Krankenkasse abgerechnet werden kann, nur empfehle ich diese Art der Umgehung anfallender Kosten nicht. Bei späteren Röntgenaufnahmen ist dem Patienten schwerlich zu vermitteln, dass jene Aufnahme zu Anfang der Behandlung der gesetzlichen Krankenkasse angelastet wurde, während alle weiteren dann vom Patienten privat auszugleichen seien. Röntgenaufnahmen sind unerlässlich und manchmal müssen sogar andere Schichtaufnahmen herangezogen werden.

Computertomographie

Computertomografieaufnahmen (CT) können in einigen wenigen ausgewählten Fällen notwendig sein, um eine exakte Diagnostik der Befunde vorzunehmen.

CT-Aufnahme

Die »Navigationsimplantologie« ist nur mit CT-Aufnahmen möglich, wobei sich dann die Frage erhebt, ob die Röntgenaufnahme zulasten einer Versicherungsgesellschaft abgerechnet werden kann. Zwar sind die diagnostischen und therapeutischen Möglichkeiten im Fluss und ein endgültiger Beschluss über ihre Abrechnung noch nicht gefällt, dennoch ist eine Abrechnung zulasten der gesetzlichen Versicherung nicht vertragsgerecht, da die CT-Aufnahme Grundlage der Navigationsimplantologie ist. Sollte daher eine Überweisung an einen Röntgenarzt erfolgen, muss der Patient auch über diese Privatleistung informiert werden. Erst wenn solche Formalien durch die Mitarbeiter erfüllt, die Unterschriftskopien verteilt sind, stellt sich für den Arzt die Frage nach Diagnostik und Therapie.

Anamnese

Spezielle Anamnese

Im Beisein einer Helferin, die ein Gesprächsprotokoll über die implantologische Aufklärung führt, erkundigt sich der Zahnarzt nach dem Wunsch des Patienten. Er fragt, welche Vorstellungen dieser vom Zahnersatz hat und in welcher Form er seine Zähne implantologisch restauriert sehen möchte (Anlage 3). Anhand der Röntgenaufnahme können dem Patienten viele zusätzliche Hinweise über ostitische Prozesse, parodontale Verhältnisse, endodontische Versorgungen und dergleichen gegeben werden. Auch wird mit dem Patienten über die ausreichende Dimensionierung des Knochens in vertikaler Richtung gesprochen. Eine klinische Inspektion ist jedoch unerlässlich und umfasst die fehlenden Zähne, den kariösen Defekt, die Taschentiefen und Sulcusblutungsindices sowie Beweglichkeiten, kurzum, alle Parameter, die es auch für die Erstellung eines PA-Planes zu erheben gilt.

Klinische Inspektion

> **Spezielle Anamnese:**
> - fehlende Zähne
> - kariöse Defekte
> - Taschentiefen
> - Sulcusblutungsindices
> - Beweglichkeit der Zähne

Allgemeine Anamnese

Dieser spezielle zahnärztliche Anamnesebogen wird ergänzt durch Fragen nach den Gründen des Zahnverlustes, der Putz- und Rauchgewohnheiten wie auch den Häufigkeiten des Arztbesuches und dergleichen mehr. Es schließen sich Fragen nach der Funktionalität des Zahnersatzes und nach ästhetischen Vorstellungen des Patienten an. Ist alter Zahnersatz vorhanden, ist es sinnvoll, ihn vom Patienten beurteilen zu lassen, da der Zahnarzt so dessen Einstellung erfährt. Aus der Rhetorik des Patienten erkennt der Zahnarzt, inwieweit er Vorkenntnisse erwarten kann und wie er seine Ausdrucksformen denen des Patienten anpassen muss, welchen Kenntnisstand der Patient über die Implantologie hat und wie weit der Zahnarzt ausholen muss, um dem Patienten implantologische Therapiemaßnahmen zu erklären. In diesem Gespräch entwickelt der Patient zudem Vertrauen, wenn ihm Zusammenhänge, Perspektiven und Gründe für den Zahnverlust in der Vergangenheit erklärt und ihm Möglichkeiten zur Zahnerhaltung dargestellt werden.

Im allgemeinen Anamnesebogen hat der Patient Hinweise gegeben, denen nachgegangen werden muss. Die Erfahrung zeigt nämlich, dass die Patienten in vielen Fällen Angaben über allgemeine Erkrankungen für den Zahnarzt für unwichtig erachten. Die weitere Befragung darüber kann auch insofern etwas in den Hintergrund geraten, als dass zur implantologischen Versorgung ohnehin obligat ein Anamnesebogen mitgeschickt wird, den der Hausarzt auszufüllen hat (Anlage 4).

Patientenhinweise überprüfen

Anamnesebogen vom Hausarzt

Aufklärungsgespräch

Aufklärungsverpflichtung

Ergibt sich aus den gesammelten Informationen und den Befunden, dass eine implantologische Versorgung möglich ist, so folgt im Anschluss ein Gespräch über die Implantologie und das Therapiekonzept. Hier ist der Zahnarzt durch seine Aufklärungsverpflichtung gebunden, die die Erläuterung folgender Aspekte vorsieht:

> *Aufklärungsverpflichtung:*
> - *Selbstbestimmungsaufklärung*
> - *Risikoaufklärung*
> - *Sicherungsaufklärung*

Selbstbestimmungserklärung

Der Patient muss bei der Selbstbestimmungserklärung wissen, was mit ihm geschehen wird und welche Behandlungsmaßnahmen durchgeführt werden. Dies bezieht sich nur auf die tatsächlich geplanten Behandlungsmaßnahmen und nicht auf allgemeine Therapiehinweise.

Risikoaufklärung

In der Risikoaufklärung muss der Patient wissen, welche Gesundheitsrisiken er mit diesem zahnärztlichen Eingriff eingeht. Hier werden Gefahren wie Nervläsionen oder Kieferhöhlenerkrankungen, Sinusbodenelevationen, Perforationen des Nasenbodens oder Verletzung der Schneider-Membran diskutiert. Der BGH hat entschieden, dass für eine Risikoaufklärung beispielsweise der Zahnarzt über die speziellen Risiken einer Behandlung aufzuklären hat. Das setzt voraus, dass das Risiko zum Zeitpunkt der Behandlung nach medizinischem Erfahrungsstand bekannt ist. Es müssen nicht zwingend Außenseitermeinungen einbezogen werden, sondern es genügt, »lediglich auf die ernsthaften Stimmen einer medizinisch wissenschaftlichen Erläuterung« Bezug zu nehmen.

Sicherungsaufklärung

Bei der Sicherungsaufklärung muss betont werden, dass der Patient immer zur Sicherung des Erfolgsergebnisses bestimmte Verhaltensregeln zu erfüllen und die Behandlungsintervalle einzuhalten hat. Dies erfordert auch von den Mitarbeiterinnen einen hohen zeitlichen Aufwand.

In vielen Fällen hat es sich durchaus bewährt, die Patienten mit diesen neuen Informationen versehen nach Hause zu schicken und einen zweiten Termin zu vereinbaren. Vorinformierte Patienten wissen zumeist schon sehr genau, welche Versorgung sie im Einzelfall anstreben. Wenngleich manche Patienten nicht über die Details aufgeklärt werden wollen, sondern die Entscheidung im Einzelnen dem Zahnarzt überlassen, indem sie betonen, sie wüssten schon, worum es ginge, sie wollten nur über die Kosten informiert werden, so entbindet es den Zahnarzt nicht von seiner Aufklärungspflicht.

Zweiter Gesprächstermin sinnvoll

Gesprächsprotokoll

Es empfiehlt sich, ein Protokoll anzufertigen, in welcher Form der Patient aufgeklärt worden ist. Es ist auch sinnvoll, die Therapie, sofern sie sofort zu bestimmen ist, in dieses Protokoll einzubeziehen. Unter forensischen Aspekten sollte dieses Protokoll von einer Mitarbeiterin geführt, vom Zahnarzt falls notwendig ergänzt und von der Mitarbeiterin unterschrieben werden. Denn zumeist wird eine Mängelrüge, wenn sie nicht greift, in vielen Prozessen in eine Klage wegen unterlassener Aufklärung umgewandelt. Dabei wird auf die mangelnde Dokumentation abgehoben, wenn auch dies keine Grundlage eines Prozesses darstellt.

Helferin führt und unterschreibt Protokoll

Bevor weitere Behandlungsschritte unternommen werden, sollte dem Patienten mitgeteilt werden, dass er eine Behandlungsplanung nur nach vorheriger Auftragserteilung erhält. Dass der Patient dem Zahnarzt einen Auftrag gegeben hat, sollte daher ebenfalls dokumentiert sein. Darauf heben alle Gerichtsurteile ab, die dann die Rechtmäßigkeit der Liquidation bestätigen. Allerdings ist es nicht Aufgabe des Zahnarztes, die einzelnen Leistungsinhalte oder die Leistungsgruppen eines Versicherungsvertrages abzufragen, wenn dies im Rahmen der wirtschaftlichen Aufklärungspflicht auch Inhalt des Ge-

Auftrag zur Behandlungsplanung

spräches sein muss. Dies geht weit über seine Aufklärungspflicht hinaus.

Zweites Informations- und Aufklärungsgespräch

Oftmals ist es auch sinnvoll, ein zweites Informations- oder Aufklärungsgespräch zu durchzuführen. Dies ist bei größeren oder komplizierten therapeutischen Eingriffen wie der Sinusbodenelevation oder bei Beckenkammtransplantaten, selbst bei großen prothetischen Versorgungen zu empfehlen. Denn in den meisten Fällen sind die Patienten mit dem gesamten Formularwesen überfordert. Aus Marketinggesichtspunkten ist es sicher auch hilfreich, noch einmal auf die anstehende Versorgung einzugehen, Fragen und Befürchtungen des Patienten anzuhören.

Patienten oft überfordert

Beratungsgespräche bei langjährigen Patienten

Beratungsgespräche bei Patienten, die bereits in der Praxis behandelt werden, unterschieden sich vom Prinzip her kaum von denen für den neu in die Praxis gekommenen oder überwiesenen Patienten.

Man kann nicht davon ausgehen, dass ein Patient, der schon lange in der Praxis behandelt wird, auch über implantologische Therapiemaßnahmen informiert ist. Selbst wenn dies doch der Fall sein sollte, hat er immer das Anrecht über die spezielle Therapieausrichtung informiert zu werden. Hier gilt es über Nervverlagerung, Sinusbodenelevation, Augmentation oder Membrantechnologie wiederholt aufzuklären. Die Dokumentation dieses Beratungsgespräches gehört genauso dazu wie eine Protokollierung der Therapieinhalte, eine Röntgen- oder eine CT-Aufnahme und die Auswertung von Modellen.

Anrecht auf Information

Der behandelnde Zahnarzt sollte auch nicht der Versuchung unterliegen, eine implantologische Aufklärung mal so schnell im Vorbeigehen vorzunehmen, da der Patient ja schon lange in der Praxis ist. Gerade jene Patienten verübeln es, wenn sie nicht richtig aufgeklärt und nicht

Patientenbindung

über die möglichen therapeutischen Schritte informiert werden. Eine vorherige Kostenaufstellung mit Inhaltsbeschreibung ist genauso notwendig wie bei einem neuen Patienten.

Beratungsgespräche bei gesetzlich versicherten Patienten

Nur durch die Versicherungspflicht ergeben sich Unterschiede unter den Patienten. So hat ein gesetzlich versicherter Patient primär den Anspruch vor der Extraktion eines Zahnes oder vor einem anstehenden Zahnersatz, über Leistungen der gesetzlichen Krankenkasse informiert zu werden. Dass der Zahnarzt natürlich über zusätzliche Leistungen genauso aufklärt wie über mögliche implantologische Versorgungen, ist heutiger Standard.

Information über Leistungen der GKV

Dennoch ist aber zu beachten, dass das therapeutische Ziel bei einem gesetzlich versicherten Patienten zuerst die Kassenleistung vorsieht und erst bei einer Ablehnung alternative Therapiemaßnahmen. Es muss dem Patienten in diesem Gespräch klar werden, dass eine Einbeziehung implantologischer Leistungen in den gesetzlichen Krankenkassenvertrag nicht gegeben ist. Die wenigen bestehenden Ausnahmen sind sehr schnell zu übersehen. Genauso gilt es, den Patienten darüber zu informieren, welche Ausnahmefälle gemäß § 30 SGB V von den Krankenkassen bezuschusst werden.

Zur Absicherung des Zahnarztes empfiehlt es sich allerdings, den Patienten zu einem implantologischen Aufklärungsgespräch eigens in die Praxis einzubestellen. Die Erwartung, die der Patient im Rahmen seiner gesetzlichen Krankenkassenversorgung für therapeutische Maßnahmen aufbaut, lässt ihn an der Rechtmäßigkeit der Abrechnung einer implantologischen Aufklärung zweifeln. Erst der zweite gesonderte Termin macht ihm klar, dass er sich einer besonderen Behandlung unterzieht, die weitere Informationen, wie über die Kosten für das Aufklärungsgespräch, für Röntgenaufnahmen und dergleichen, erfordert.

Gesonderter Termin für implantologische Aufklärung

Die gesetzlichen Vorschriften zur Ausfüllung eines Behandlungsplanes entsprechen genau den oben genannten Voraussetzungen, sodass

Therapieplan, GOÄ-GOZ-Leistungen

Einverständniserklärungen an Patienten

beide Patientengruppen als Ausdruck des Behandlungsgespräches ihren Therapieplan erhalten. Es empfiehlt sich, neben dem reinen Therapieplan und der Auflistung der einzelnen Behandlungsinhalte nach GOÄ und GOZ Bildmaterial über die zu erwartende Therapie und weitere Informationen über augmentative Verfahren oder Einverständniserklärungen mitzuschicken.

Je nach Bildmaterial und Marketinggesichtspunkten wird hierbei unterschiedlich vorgegangen.

Therapiegespräch

In Abhängigkeit von der implantologischen Therapie und des Versicherungsstatus werden die Therapiegespräche aufgrund des anstehenden Schriftverkehrs mit den Versicherungsgesellschaften in deutlich größerem Abstand zum Aufklärungsgespräch geführt.

Zeitlicher Abstand zur Aufklärung

Zielsetzung

Vornehmliches Ziel dieses Therapiegespräches ist noch einmal auf die geplanten Maßnahmen einzugehen. Fragen nach augmentativen Verfahren und Membrantechnologien sind genauso anzusprechen wie das Verständnis für die anschließende prothetische Versorgung. Ziel dieses Therapiegespräches ist es, wiederholt auf den Befund abzuheben und den Therapievorschlag zu erläutern. Es wird noch einmal über das Risiko gesprochen, genauso wie über die Zeitdauer der Behandlung. Ob eine implantatchirurgische oder eine implantatprothetische Versorgung in der Praxis durchgeführt wird, ob eine Überweisung notwendig ist oder ausschließlich alles von einer Hand versorgt wird, ist Inhalt dieses Gesprächs. Gegebenenfalls werden Abdrücke genommen, um bei einer Zustimmung des Patienten Mess- und Bohrschablonen oder dergleichen herstellen zu lassen.

Erläuterung von
- *Befund und Therapie*
- *Risiken*
- *Behandlungsdauer*

Es empfiehlt sich hier in jedem Fall, dem Patienten den Schriftverkehr der Versicherungsgesellschaft oder weitere Fragen zu erläutern. Ob ein Zahnarzt in die Beantwortung des Schriftverkehrs an die Versicherungsgesellschaft einsteigt, um dem Patienten die Beantwortung der Fragen vorzuformulieren, bleibt jedem einzelnen Zahnarzt überlassen.

- *Schriftverkehr der Versicherungsgesellschaften*

Es ist sicher sinnvoll, die therapierelevanten Fragen zu beantworten. Die Fragen nach den Gebührenpositionen, der Zielleistung, Lagerhaltung und dergleichen sind als stereotype Fragen der Versicherungsgesellschaft mittlerweile ein ständiges Ärgernis für Patienten und Zahnärzte gleichermaßen. Auch wenn dieses für die Entscheidung des

Patienten zugunsten einer Therapie durchaus von entscheidender Bedeutung sein kann, so ist es aus forensischer Sicht nicht von Belang. Es bleibt jedem Zahnarzt überlassen, sich intensiver mit der Materie zu beschäftigen und sich der Auseinandersetzung mit Versicherungsgesellschaften zu stellen.

Behandlungserfolg

Mögliche Fragen des Patienten

Gewährleistung

Schließlich wird, wenn die Kosten vorliegen, von den Patienten häufig die Frage nach den Erfolgsgarantien gestellt. Gewährleistungen sind im Dienstleistungsvertrag nicht gegeben. Dies bleibt der persönlichen Bemessung und Bewertung eines Zahnarztes überlassen, inwieweit er seinen Patienten eine Gewährleistung gibt. Keinesfalls sollten Garantien für den Erfolg gegeben werden. Auch wenn die Implantologie außerordentlich erfolgreich ist, sind Erfolgsgarantien sehr fragwürdig und in höchstem Maße gefährlich. Dass im Falle eines Misserfolges kostenfreie oder kostenreduzierte Wiederholungen vorgenommen werden, kann als Marketingstrategie einer Praxis eingesetzt und soll an dieser Stelle nicht weiter erläutert werden.

Kosten-Nutzen-Relation

Die Kosten-Nutzen-Relation einer erfolgreichen Implantologie muss vom Zahnarzt beantwortet werden. Die Dauer des operativen Eingriffs muss dem Patienten erklärt werden, ebenso wie lange er möglicherweise krank ist und wie lange die Übergangszeit bis zur weiteren Versorgung dauern soll.

Übergangsphase

Es werden Fragen nach der endgültigen Versorgung gestellt genauso wie Fragen, wann die Weiterbehandlung erfolgen soll. Interessant ist sicher für den Patienten die Übergangsphase. Bekommt er ein Langzeitprovisorium oder einen herausnehmbaren Ersatz. Wie wird dieser herausnehmbare Ersatz befestigt? Wie wird der ästhetische Anspruch in der Übergangsphase für den Patienten befriedigt?

Schließlich ist ungeachtet des Eingriffes die implantologische Chirurgie für den Patienten bedeutungsvoll, da anstelle der natürlichen Wurzel eine künstliche Wurzel eingesetzt wird. Er sollte innerhalb kürzester Zeit eine Beziehung zu dieser Ersatzwurzel aufbauen, die bei »vielen Freunden und Bekannten, vielleicht sogar Familienmitgliedern allergische Reaktionen, Eiterungen oder Abstoßungsreaktionen nach sich gezogen haben sollen«.

Patient muss überzeugt sein

In diesem Gespräch muss noch viel Überzeugungsarbeit geleistet werden, da in einigen Fällen den Patienten in privaten Diskussionen von implantologischen Eingriffen abgeraten wird. Unter diesem Aspekt gewinnt der Grundsatz an Bedeutung, dass kein Zahnarzt einen Patienten zum implantologischen Eingriff überreden sollte. Der Patient muss überzeugt sein, dass das Implantat die richtige Therapiewahl ist. Dies umso mehr, als dass ein langfristiger Erfolg angestrebt wird, den der Patient durch hygienische Maßnahmen sichern kann. Auch das sollte im Rahmen des Gesprächs thematisiert werden, wobei auch im Anschluss an die prothetische Versorgung die Aufklärung über Zahnpflege einen breiteren Raum einnehmen wird.

Patient nicht überreden

Hygienische Maßnahmen

Letzte Bedenken werden ausgeräumt und Hinweise oder anschauliche Darstellungen vorgelegt. Der Patient muss vom chirurgischen Eingriff überzeugt sein und deshalb zustimmen.

Weitere Aspekte

Implantatsysteme

Auch wenn der Patient sich unter den verschiedenen Implantatsystemen nichts vorstellen kann, so hat er doch das Anrecht zu wissen, welches Implantat ihm eingesetzt wird und warum der Zahnarzt gerade dieses favorisiert. Dass dies häufig unterlassen und vertrauensvoll in die Bewertung des Zahnarztes gelegt wird, entbindet diesen nicht

Über Art des Implantats informieren

davon, den Patienten trotzdem über die Art des Implantates zu informieren.

Anamnesebogen

Ausschluss-
erkrankungen/
Rücksprache
Hausarzt

Sollte der Anamnesebogen vom Hausarzt mittlerweile vorliegen, wird auch dieser mit dem Patienten besprochen. Kontraindikationen müssen diskutiert werden. Es erfolgt gegebenenfalls Rücksprache mit dem Hausarzt. Sollte es eine Ausnahmeindikation gemäß § 28 SGB V geben, sollte dazu ein Gutachten vorliegen.

Implantologische Therapieleistung

Zur implantologischen Therapieleistung wird mit dem Patienten ein Termin zur professionellen Zahnreinigung vereinbart. Hier werden die verbleibenden Zähne entsprechend den Anforderungen der professionellen Zahnreinigung gereinigt. Zwischen der professionellen Zahnreinigung und dem eigentlichen implantatchirurgischen Eingriff sollte zirka eine Woche liegen.

Professionelle Zahnreinigung

Es ist denkbar, dass darüber hinausgehende Leistungen wie Speicheltest, Kariesdiagnostiktest oder genetische Testung der Keimbesiedelung der Taschen vorgenommen werden. Zumindest sollte der Abstand so groß sein, dass alle Testergebnisse vorliegen und ausgewertet werden können. Es bleibt einer jeden Praxis überlassen, ob diese Maßnahmen alle oder einzeln durchgeführt werden.

Karies- und Parodontitisrisiko

In jedem Fall aber ist es aus forensischer Sicht notwendig, professionelle Zahnreinigungen vor dem implantatchirurgischen Eingriff durchführen zu lassen und gegebenenfalls eine PA-Behandlung vorzuschalten.

Gegebenenfalls PA-Behandlung

Es empfiehlt sich auch, diese Zahnreinigung in die Behandlungsplanung und Kostenschätzung einzubeziehen. Müssen vorher noch Abdrücke zur Positionierung der Implantate in Abstimmung zur prothetisch korrekten Position des Zahnersatzes mit dem Zahntechniker vorgenommen werden, so bleibt ausreichend Zeit, dieses in allen Einzelheiten zu besprechen.

Werden navigationsimplantologische Maßnahmen geplant, so ist dies im Einzelfall gesondert mit dem Patienten zu vereinbaren, da es sich um eine Verlangensleistung nach § 2 GOZ handelt. Die Navigationsimplantologie bedarf daher einer besonderen Beachtung. Sie ist nicht in der Gebührenordnung für Zahnärzte (GOZ) oder der Gebührenordnung für Ärzte (GOÄ) berücksichtigt. Es muss also eine Beschreibung

Navigationsimplantologische Maßnahmen

nach Analogleistung gemäß § 6 Abs. 2 GOZ/GOÄ erfolgen oder aber eine völlige Loslösung von Gebührenpositionen vorgenommen werden. Auch wird die zugrunde gelegte CT-Aufnahme in vielen Fällen von den Versicherungsgesellschaften nicht ausgeglichen. Der Patient muss darüber informiert werden.

Einverständniserklärungen

Vor Eingriff: rechtsgültige Unterschrift

Zu Beginn der implantatchirurgischen Versorgung sind die gesamten Formulare und Einverständniserklärungen zu unterschreiben. Entweder bringt der Patient diese schon unterschrieben mit oder sie werden vor dem implantatchirurgischen Eingriff, das heißt auf jeden Fall ohne Anästhesie unterschrieben. Dies gilt im Einzelfall für:

> 1. Einverständniserklärung für die Implantologie
> 2. Einverständniserklärung für augmentative Verfahren (z. B. Sinusbodenelevation)
> 3. Einverständniserklärung für Anwendung xenogenen Materials (z. B. Bio-Oss)
> 4. Einverständniserklärung für »Oral Bone«
> 5. Unterschriebene Behandlungspläne
> 6. Einverständniserklärung für besondere Betäubungsmaßnahmen (z. B. ITN, Dämmerschlaf, Vollnarkose)
> 7. Anamnesebogen vom Arzt unterschrieben

Änderungen juristisch prüfen

Die einzelnen Einverständniserklärungen können praxisindividuell zusammengestellt sein. Es ist sicher sehr hilfreich, wenn ein Jurist die Formulierung überprüft und gegebenenfalls in einigen Punkten ergänzt.

Zusätzliche Leistungen

Sollten zusätzliche Leistungen vereinbart werden, die nicht im Gebührenverzeichnis der GOZ/GOÄ enthalten sind, wie beispielsweise Magnetresonanz, Laserbehandlung, PRP, so sind dafür gesonderte Einverständniserklärungen vorzulegen.

Bei den Einverständniserklärungen muss beachtet werden, dass sie auf den Patienten bezogene individuelle Inhalte berücksichtigen. Bei Minderjährigen müssen sie auch vom Erziehungsberechtigten, gegebenenfalls sogar vom Zahlungspflichtigen unterschrieben werden.

Minderjährige

Auch wenn dem Patienten die Übersicht über all diese Einverständniserklärungen verloren geht, sollte der Zahnarzt oder einer seiner Mitarbeiter die einzelnen Formulare noch einmal erklären und die Unterschrift einfordern. Ohne eine rechtsgültige Unterschrift sollte keine Implantation vorgenommen werden (Anlage 5).

Rechtsgültige Unterschrift

Intraoperative Therapieänderung

Stellt sich während der Implantation heraus, dass eine zusätzliche Augmentation, die nicht geplant war, angeschlossen werden muss, ein oder mehrere Implantate zusätzlich gesetzt werden müssen, so muss der Patient davon intraoperativ in Kenntnis gesetzt werden (Anlagen 6 und 7), auch wenn es in einer juristischen Auseinandersetzung wenig hilfreich ist, dass er mündlich informiert wurde. Eine Korrektur des Behandlungsplanes sollte erfolgen und dem Patienten schriftlich mitgeteilt werden, er möge die Änderung des Behandlungsplanes durch seine Unterschrift gegenzeichnen. Dass die Patienten eine Begründung für die Veränderung des Planes einfordern können, versteht sich von selbst. Dass der Zahnarzt aufklären muss, ist gesetzlich geregelt.

Behandlungsplan korrigieren

Postoperative Patienteninstruktionen

Im Anschluss an den operativen Eingriff muss der Patient vom Zahnarzt selbst mit Unterstützung seiner Mitarbeiter über Verhaltensnormen informiert werden (Anlage 8). Dies gilt insbesondere für Rauch- und Essgewohnheiten, Medikamenteneinnahme und dergleichen. Es empfiehlt sich, dem Patienten dazu ein Merkblatt mitzugeben. Die Stresssituation kann während des operativen Eingriffes sein Erinnerungsvermögen blockieren, wobei in vielen Fällen eine klare Anweisung oder die Annahme der Anweisung nicht gegeben ist.

Merkblatt

Begleitende Medikation

Zusätzliche schriftliche Hinweise an den Patienten oder den Angehörigen und die Nachdrücklichkeit der Anweisungen werden noch einmal vor Augen geführt (Anlage 9). Die Rezeptur wird auch bei Kassenpatienten nur über Privatrezepte erfolgen, es sei denn, Kassenleistungen in Form von Zahnextraktionen bedingen eine medikamentöse Begleitung. Bei der Rezeptur sollte auch nicht vergessen werden, dass gewisse Medikamente vom Zahnarzt direkt abgegeben werden, die im Austausch vom Patienten wieder mitgebracht und als Lagermaterial aufbewahrt werden.

Privatrezepte

Bei mehreren Medikamenten empfiehlt es sich, die Medikamentenverordnung schriftlich auf einer separaten Information aufzulisten, damit genauere Anweisungen festgehalten werden, falls sie dem Patienten nicht mehr in Erinnerung sind. Dort kann die Dosierung festgehalten werden ebenso wie die Rückerstattung der verauslagten Medikamente.

Medikation schriftlich fixieren

Implantatpass

Schließlich sollte dem Patienten mit Hilfe des Implantatpasses der Name des Implantates mit Länge und Durchmesser sowie die Herstellerfirma aufgeschrieben werden. Der Implantatpass wird doppelt ausgestellt, damit er einmal beim Patienten und zum anderen in der Karteikarte verbleiben kann (Anlage 10).

Doppelte Ausfertigung

Sicherung des chirurgischen Eingriffes

Zur Sicherung des chirurgischen Eingriffes sind Nachkontrollen notwendig. Diese müssen mit dem Patienten vereinbart und zu fest terminierten Zeiten durchgeführt werden. Der Zahnarzt hat dies schon im Rahmen der Aufklärung zur Sicherung des Behandlungsergebnisses besprochen. Es ist auch im Interesse des Patienten selbst, das Behandlungsergebnis kontrollieren zu lassen. Auf Schwellungen,

Nachkontrollen zu festen Terminen

Schmerzen und Komplikationen hat der Zahnarzt im Rahmen der Informationen postoperativ hingewiesen, sodass dies für den Patienten nichts Unerwartetes ist. Eine Begleitperson sollte den Patienten nach Hause fahren, wobei gewährleistet sein sollte, dass keine postoperative Kreislaufschwäche eintritt.

Begleitperson

Nachsorge

OP-Ergebnis erläutern

Bei der Nachsorge wird dem Patienten noch einmal das operative Ergebnis erläutert. In den meisten Fällen werden postoperative Röntgenaufnahmen dazu herangezogen. Die Wundkontrollen erstrecken sich auch auf die Kontrolle des Zahnersatzes, der eine besondere Beachtung verdient.

Interimszahnersatz

Nach dem operativen Eingriff ist für den Patienten der Interimszahnersatz von ausschlaggebender Bedeutung. Je angenehmer und unkomplizierter der Zahnersatz gestaltet werden kann, desto wahrscheinlicher ist die Akzeptanz des implantologischen Eingriffs. Hier muss ein Höchstmaß an Sorgfalt und Nachsorge erfolgen, um dem Patienten die unangenehme Zeit bis zur Fertigstellung des endgültigen Zahnersatzes so angenehm wie möglich zu gestalten.

Kontrolluntersuchungen

Nach dem Entfernen der Fäden kann der Patient in den allermeisten Fällen vorerst entlassen werden (Anlage 11). In Abhängigkeit von der Wundheilung werden Kontrolluntersuchungen anberaumt, die der Patient einhalten muss. Bei Nichteinhalten dieser Termine ist es hilfreich, die Patienten telefonisch auf das Versäumnis des Termins aufmerksam zu machen. Eine Dokumentation darüber ist in der Karteikarte unerlässlich.

Nachweispflicht ZA für Recall

Sollten sich aus irgendwelchen Gründen forensische Probleme ergeben, muss der Zahnarzt den Nachweis führen, dass er den Patienten zur Sicherung des Behandlungsergebnisses zu Kontrollterminen aufgefordert hat. Wenn ein Patient das Behandlungsverhältnis postoperativ aufkündigt, indem er zu Nachkontrollen, aus welchen Gründen auch immer, nicht mehr erscheint, so wird bei einer Mängelrüge oder bei einem Misserfolg des operativen Eingriffs auch die Bereitschaft des Patienten gewertet werden, die Nachkontrollen durch den Operateur durchführen zu lassen.

Dokumentation

OP-Protokoll

Ob ein OP-Protokoll geführt wird oder die Dokumentation des implantatchirurgischen Eingriffes ausschließlich in der Karteikarte erfolgt, bleibt dem Behandelnden überlassen. Es hat sich jedoch als sehr hilfreich erwiesen, ein Operationsprotokoll zu führen, in dem alle Besonderheiten während des operativen Eingriffes wahrheitsgemäß aufgeführt werden (Anlage 12).

Besonderheiten protokollieren

Es reicht nicht aus, in der Karteikarte lediglich die Leistungsbeschreibungen und die GOZ/GOÄ-Positionen aufzulisten. Es müssen zusätzliche Eintragungen erfolgen, wie die Anzahl der Anästhetika mit Angabe der Präparate, die Anzahl der Implantate unter Erwähnung von Fabrikat und Firma, der Länge und des Durchmessers der Implantate sowie die Aufführung, welches Nahtmaterial verwendet wurde und ob dieses traumatisch bzw. atraumatisch ist.

Leistungsbeschreibung mit Gebührennummern
Anästhetika
Implantate/Firma
Nahtmaterial

Die CE-Kennzeichnungen müssen in die Karteikarte beziehungsweise in das OP-Protokoll eingetragen oder als Klebestreifen eingeklebt werden. Alle Medikamente in Zusammenhang mit dem operativen Eingriff müssen aufgeführt, aufgelistet und in der Dosierung beschrieben werden.

CE-Kennzeichen
Medikamente

Diesem Protokoll muss entnommen werden können, welchen chirurgischen Eingriff der Zahnarzt mit welchem chirurgischen Ziel durchgeführt hat. Es sollten Knochenqualitäten genauso aufgeführt werden wie Perforationen in der Schneider-Membran bei einer Sinusbodenelevation; ob das Implantat primär stabil ist, ob es eingedreht oder eingeklopft wurde, die Nahtdeckung primär spannungsfrei oder unter Spannung erfolgte – also all jene Maßnahmen, die während des implantatchirurgischen Eingriffs erfolgten und eine gewisse Bewertung des Zahnarztes ermöglichen. Es könnte im Falle einer juristischen Auseinandersetzung von Bedeutung sein, dass dieses OP-Protokoll wahrheitsgemäß geführt wurde.

Chirurgischer Eingriff und begleitende Maßnahmen

In der Dokumentation ist eines der größten Probleme der implantologischen Versorgung zu sehen. Es ist eines, chirurgisch tätig zu werden, aber fast noch viel wichtiger ist es auch zu dokumentieren, was im Einzelfall durchgeführt worden ist. Denn bei einer juristischen Prüfung hat nur das Bestand, was auch dokumentiert ist.

Fotos

Als Unterstützung dieses schriftlichen Protokolls können Fotos dienen. Hierbei ist zu beachten, dass der Zahnarzt die Fotos nicht selbst anfertigen kann, sondern dass diese durch das Personal aufgenommen werden. Die Lenkung des Personals bei fotografischen Aufnahmen ist allerdings häufig nicht einfach und muss immer wieder geübt werden. Die digitalisierte Aufnahmetechnik ermöglicht eine sofortige Übersicht, sodass besondere Verhältnisse festgehalten werden können. Es empfiehlt sich jeden Schritt, der in der Abrechnung und in der Leistungsbeschreibung aufgeführt ist, auch fotografisch zu dokumentieren. Dies erleichtert bei Gutachten oder gerichtlichen Auseinandersetzungen den Einblick in die chirurgische Leistung.

Berechnung

Dass präimplantologisch einige Aufnahmen durchgeführt werden, um mit dem Zahntechniker die prothetische Versorgung zu diskutieren, entbindet die Versicherungsgesellschaft nicht von der Bezuschussung der Fotos. Generell aber ist zu sagen, dass die Fotos auch dokumentarischen Zwecken dienen, die dem Patienten nicht in Rechnung gestellt werden können. Aufnahmen, die wissenschaftlich ausgewertet werden oder als Arbeitsanleitung für den Zahntechniker dienen, sind jedoch abrechnungsfähig.

Prothetische Rekonstruktion

Was für die chirurgische Implantation gilt, hat auch für die prothetische Rekonstruktion Gewicht: Die Behandlungspläne müssen unterschrieben vorliegen. Dies ist hier von besonderer Bedeutung, da die Kosten für die prothetischen Behandlungspläne in der Regel höher sind als die für die chirurgischen Behandlungsmaßnahmen. Auch wenn nur geschätzte Material- und Laborkosten auf den Behandlungsplänen gelistet sind, kann in der internen Leistungsabsprache mit dem Zahntechniker durchaus eine präzisere Leistungsbeschreibung erfolgen. Dies geschieht in der Regel über den Arbeitsauftrag und wird in Absprache mit dem Zahntechniker festgesetzt. Auch hierbei gilt es, die Dokumentation, möglicherweise mit Fotomaterial, peinlichst genau zu beachten, um Nachfragen der Versicherungsgesellschaft nach verschiedenen Leistungen beantworten zu können.

Kosten prothetische Behandlungspläne

Sehr häufig überprüfen die Patienten die aufgeführten Daten in ihrem eigenen Kalender. Dies bezieht sich nicht auf das Datum selbst, sondern auch auf die Zeitintervalle. Daher ist es sinnvoll, auch die Behandlungszeit in die Karteikarte aufzunehmen. Sie dient damit in Form des zeitlichen Aufwandes als Grundlage der Liquidation.

Behandlungszeiten dokumentieren

Zur Dokumentation gehören nicht nur Fotos oder bildgebende Verfahren, sondern auch Röntgenaufnahmen, die zur Sicherung des Behandlungsergebnisses durchgeführt werden müssen. Der Patient kann sich nach Ansicht der Gerichte nicht dagegen wehren. Sinnvoll sind die Aufnahmen auch deshalb, da der Patient über die Sicherungsaufklärung des Zahnarztes zusätzlich über die Perspektiven der implantologischen Versorgung informiert wird.

Fotos/ Röntgenaufnahmen

Zum Schluss der Behandlung werden Recallintervalle und Termine zur professionellen Zahnreinigung vereinbart, zumindest der Hinweis darauf ist dringend notwendig. Genauso wichtig ist es, den Patienten über die private Abrechnung von Recalluntersuchungen zu informieren. Ohne diese Maßnahmen ist eine moderne Implantologie nicht mehr möglich, geschweige denn eine moderne Zahnmedizin nach heutigen Gesichtspunkten.

Recall/ Terminierung

Rechnungslegung

Zeitnahe Rechnungslegung zu empfehlen

In Abhängigkeit vom Praxiskonzept wird die Rechnungslegung in mehr oder weniger großen Abständen zur Versorgung erfolgen. Ratsam ist es, in nahem zeitlichem Abstand die endgültige Abrechnung erfolgen zu lassen. Ob Teilzahlungen zwischenzeitlich geleistet oder dem Patienten Anzahlungen abverlangt werden, bleibt dem jeweiligen Praxiskonzept überlassen.

Patient: Überblick zu Leistungen während des Termins

Bei der endgültigen Liquidation sind die Dokumentationen aus der Karteikarte gemäß den Behandlungsterminen und den Leistungsinhalten mit Leistungsbeschreibungen aufzuführen. Der Patient muss einen vollständigen Überblick über die einzelnen Leistungen während des Behandlungstermins erhalten. Es empfiehlt sich, Leistungen, die ohne Berechnung durchgeführt werden, auch in die Liquidation aufzuführen und sie als »ohne Berechnung« zu kennzeichnen. Das gilt für chirurgische und prothetische Maßnahmen genauso wie für zusätzliche Dokumentationen mit bildgebenden Verfahren.

Der Steigerungsfaktor ist vom 1fachen bis 3,5fachen Satz anzugeben. Entsprechend den gesetzlichen Verpflichtungen sind die Begründungen mitzugeben. Leistungen, die über den 3,5fachen Satz hinausgehen, müssen mit Leistungsbeschreibung gemäß § 2 GOZ berücksichtigt werden. Hierbei ist es empfehlenswert, die unterschriebene Vereinbarung in Kopie beizulegen.

Laborbelege im Original

Gemäß den gesetzlichen Verpflichtungen aus der Gebührenordnung für Zahnärzte (GOZ) sind die Laborbelege nach § 9 im Original hinzuzufügen. Über den Eigenbeleg des Zahnarztes werden die Materialien ausgewiesen. Es ist auch möglich, die Materialien im Rahmen der Liquidation nach den gesetzlichen Verpflichtungen aufzulisten. Sinnvollerweise aber werden die Materialien zur besseren Übersicht separat aufgeführt.

3 Schlussbemerkung

Arzt-Patienten-Verhältnis im Vordergrund

Die Implantologie ist und bleibt eine sehr aufwändige personen- und serviceintensive Behandlungsmaßnahme. Sie ist mit keiner anderen Therapiemaßnahme vergleichbar, weil sie der einzige invasive Eingriff ist, den die Zahnmedizin kennt. Dadurch muss dem Patienten besondere Aufmerksamkeit geschenkt werden. Diese zieht nicht nur ein verantwortungsvolles Zeitmanagement nach sich, sondern schafft erst das Verständnis des Patienten für die Therapieleistung selbst. Anders als in anderen zahnärztlichen Bereichen ist die Aufklärung über den chirurgischen Eingriff und die Nachsorge von entscheidender Bedeutung. So ist die Kooperation des Patienten die Grundlage des Erfolges. Ähnlich der Parodontologie ist die Nachsorge systemimmanent und von dauerhafter Bedeutung. Wie in jenem Fachbereich gilt auch hier: »einmal professionelle Zahnreinigung – immer professionelle Zahnreinigung«, um weiteren Zahn- oder gar Implantat-Verlust zu vermeiden.

Erfolgsgrundlage: Kooperation des Patienten

Ganz bewusst wurde in diesem Zusammenhang das komplexe Gebiet des Erstattungsverhaltens der Versicherungsgesellschaften ausgespart. Im Rahmen einer Betrachtungsweise über Forensik gilt es das Arzt-Patienten-Verhältnis zu beschreiben, das von grundlegender Bedeutung für den Therapieplan ist.

Finanzierung obliegt dem Patienten

Die Versicherung oder Finanzierung ist eine vom Patienten zu beachtende Verpflichtung, die entweder über eine Versicherungsgesellschaft, über Ersparnisse oder finanzielle Einschränkungen erfolgt. Dies ist vom Patienten zu bestimmen und nicht in die Überwachung des Zahnarztes gelegt.

Die Zweierbeziehung zwischen Arzt und Patient ist noch weitestgehend intakt, während die Geschäftsbeziehung zwischen Versicherungsnehmer und Versicherungsgeber großen Belastungen unterliegt. Nicht unerwähnt bleiben kann jedoch die juristische Betrachtungsweise, die immer dann wichtig wird, wenn Haftungsprobleme, Mängelrügen oder die Auflösung des Arzt-Patienten-Verhältnisses im Raum stehen. Es kann allerdings nicht Aufgabe eines Zahnarztes sein, die juristischen Aspekte dieses Themas vorzustellen. Diese sind so vielschichtig, dass ihre erschöpfende Behandlung in solch einem Rahmen kaum möglich scheint.

Bleibt schließlich als letzter Aspekt die Ausbildung, für die der Zahnarzt zusätzliche Stunden aufbringen muss. Die implantologische Ausbildung ist ein sehr komplexes Thema, das durch die wissenschaftlichen Gesellschaften und die Berufsverbände diskutiert wurde und durch das Bundesgerichtsurteil vom Juli 2001 mit der Auslegung des Tätigkeitsschwerpunktes seinen Höhepunkt und vorläufiges Ende fand. Die Umsetzung des Tätigkeitsschwerpunktes in jeder einzelnen Praxis bedeutet ein Höchstmaß an Qualifikation und ist damit im Rahmen der Qualitätssicherung der Implantologie zu sehen. Ohne diese Rahmenbedingungen sind implantologische Maßnahmen weder chirurgisch noch prothetisch umsetzbar und bei der zukünftigen Entwicklung der Implantologie auch nicht mehr vertretbar.

Implantologische Aus- und Fortbildung

4
Anhang

1. Implantologie Beratung

2. Einverständniserklärung implantologische Beratung

3. Implantologie Aufklärungsblatt zum Patientengespräch

4. Implantologie Ärztlicher Erhebungsbogen

5. Einverständniserklärung Implantologie/Chirurgie

6. Einverständniserklärung Augmentation

7. Einverständniserklärung Chirurgie

8. Implantologie Merkblatt

9. Einnahme von Medikamenten nach operativem Eingriff

10. Implantatpass

11. Merkblatt Chirurgie

12. OP-Protokoll

Anlage 1a

Beratung
Implantologie

Ihre Terminabsprache am: _____

Sehr geehrte/r Frau/Herr _____,

an dem oben genannten Termin erhalten Sie eine implantologische Beratung. Es ist Ihnen telefonisch mitgeteilt worden, dass diese implantologische Beratung als privatzahnärztliche Leistung von den gesetzlichen Krankenkassen nicht bezahlt wird.

Auch wenn die implantologische Versorgung die einzige Möglichkeit für Sie sein sollte, funktionellen Zahnersatz zu tragen, so beteiligt sich die Krankenkasse dennoch nicht an den Kosten für die Beratung, den notwendigen Röntgenaufnahmen oder der Ausstellung eines Heil- und Kostenplans bzw. Alternativplans.

Die gesetzliche Entscheidung umfasst unter anderem implantologische Leistungen, Inlays und Kiefergelenksbehandlungen. Unter bestimmten Voraussetzungen sind diese Leistungen der Krankenkasse. Fragen Sie bitte mich oder meine Mitarbeiterinnen.

Aus den oben genannten Gründen kann ich Ihnen nicht zu einer Bezuschussung verhelfen. Als außervertragliche Leistung gilt bei implantologischen Therapiemaßnahmen:

1. die Beratung,

2. die Röntgenaufnahme, die wir anfertigen müssen, um die Kieferverhältnisse zu beurteilen,

3. der Heil- und Kostenplan, den ich Ihnen nach Anforderung erstelle, und

4. der eventuell aufgestellte Alternativplan.

Anlage 1b

Berechnung
Implantologie

Die Kosten sind im Einzelnen:

- Beratung
  GOÄ-Position 1 .... 16,31 €
  GOÄ-Position 3 .... 30,55 €
- Symptombezogene Untersuchung
  GOÄ-Position 5 .... 10,71 €
- Röntgenaufnahme
  GOÄ-Position 5004 .... 41,90 €
- Heil- und Kostenplan für die Implantologie
  GOÄ-Position 002 .... 11,62 €
- Heil- und Kostenplan für die nachfolgende prothetische Versorgung
  GOÄ-Position 003 .... 28,42 €

Um die Kosten für Sie möglichst gering zu halten, möchte ich Sie bitten, die letzte Panoramaröntgenaufnahme zur Besprechung mitzubringen. Die Kosten bei einer Neuanfertigung der Röntgenaufnahmen müssen wir Ihnen in Rechnung stellen.

Um den Verwaltungsaufwand nachhaltig zu reduzieren, darf ich Sie bitten, das Honorar für die Beratung und die Erstellung des Behandlungsplanes vorrätig zu haben und direkt auszugleichen.

Für Ihr Verständnis darf ich mich recht herzlich bedanken.

Ich freue mich über Ihren Besuch.

Mit freundlichen Grüßen

Musterstadt, den _____   _____
                                       Zur Kenntnis genommen

Anlagen

Anlage 2

Herrn/Frau
Dr. Mustermann
Musterstraße 00

00000 Musterstadt

Einverständniserklärung
Implantologische Beratung

Ich, _____, wurde darüber aufgeklärt, dass die implantologische Beratung eine privatzahnärztliche Leistung ist und ich somit keinen Rechtsanspruch auf die Erstattung durch die gesetzliche Krankenkasse habe.

Ich wurde über die Kosten aufgeklärt und werde diese privat ausgleichen.

Gleichzeitig wurde ich davon in Kenntnis gesetzt, dass die Erstellung eines Heil- und Kostenplanes kostenpflichtig ist, nicht von der Krankenkasse übernommen wird und daher privat auszugleichen ist.

Datum: _____   _____
                                    Unterschrift

Implantologie
AUFKLÄRUNGSBLATT
zum Patientengespräch

Name: _____   Datum _____

1. Was ist ein Implantat?
   Material, Methoden
   eigene Erfahrung, Anästhesie

   ....

2. Prothetische Möglichkeiten
   Mit Implantat
   Alternativ – ohne Implantat

   ....

3. Indikation/Kontraindikation
   Siehe Auswertung des Anamnesebogens

   ....

4. Erfolg – Misserfolg – Risiko
   Keine Garantie geben!
   Parese: Gefühlsbeeinträchtigung

   ....

5. Mundhygiene:
   Conditio
   Motivation
   Recall: Kontrolle

   ....

6. Liquidation
   Die Implantation ist keine Kassenleistung.

....
Ort/Datum   Unterschrift des Zahnarztes

....
Ort/Datum   Unterschrift des Mitarbeiters

Anlage 4a

Implantologie
Ärztlicher Erhebungsbogen

Ort, Datum: ....

Sehr geehrte Frau Kollegin,
sehr geehrter Herr Kollege,

bei
Frau/Herrn..
soll ein kieferchirurgischer Eingriff ambulant vorgenommen werden. Dieser besteht in der Insertion von einem/mehreren bioinerten Implantat/en zum Ersatz einer/mehrerer Zahnwurzel/n.

Zu meiner eigenen Dokumentation benötige ich daher anamnestisch relevante Daten, um eventuelle Kontraindikationen auszuschließen.

Ich möchte Sie deshalb bitten, die unten aufgeführten Fragen zu beantworten und den Bogen an mich zurückzusenden.

	Ja	Nein	Medikamente
Herzerkrankungen			
Insuffizienz	O	O	_____
Entzündliche Veränderungen	O	O	_____
Herzfehler	O	O	_____
Arrhythmien	O	O	_____
Z. n. Herzklappenersatz	O	O	_____
Koronarerkrankungen	O	O	_____
Herzschrittmacher	O	O	_____
Kreislauferkrankungen			
Hypotonie	O	O	_____
Hypertonie	O	O	_____
Stoffwechselstörungen			
Diabetes	O	O	_____
Schilddrüsenerkrankungen	O	O	_____
Morbus Cushing	O	O	_____
Hyperparathyreoidismus	O	O	_____

Anlage 4b

	Ja	Nein	Medikamente
Erkrankungen des Nervensystems			
Epilepsie, Krämpfe	O	O	_____
Bluterkrankungen			
Hämorrhagische Diathesen	O	O	_____
Anämie	O	O	_____
Therapie mit Antikoagulanzien	O	O	_____
Lungenerkrankungen			
Asthma bronchiale	O	O	_____
COPD	O	O	_____
Allergien			
Metalle/Kunststoffe	O	O	_____
Antibiotika	O	O	_____
Asthma	O	O	_____
Lokalanästhetika	O	O	_____
Allergiepass	O	O	_____
Sonstige Allergien	O	O	_____
Infektionskrankheiten			
Hepatitis	O	O	_____
Tuberkulose	O	O	_____
HIV	O	O	_____
Knochenerkrankungen			
Morbus Paget	O	O	_____
Morbus Recklinghausen	O	O	_____
Osteoporose	O	O	_____
Immunologische Erkrankungen			
Rheuma	O	O	_____
Immunsuppressiva	O	O	_____

Anlage 4c

Sind zusätzliche Erkrankungen bekannt, die den chirurgischen Eingriff oder die Prognose der Knochenheilung Ihrer Meinung nach beeinträchtigen können (z. B.: maligne Erkrankungen, Einnahme von Zytostatica)?

_____

Ort: _____ Datum: _____

_____
Unterschrift des Arztes/der Ärztin

Entscheidung und Verantwortung für den implantologischen Eingriff obliegen dem/der behandelnden Zahnarzt/Zahnärztin. Es bestehen ärztlicherseits keine Einwendungen gegen einen implantologischen Eingriff.

Herzlichen Dank für Ihre Mitarbeit!

Mit freundlichen Grüßen

Einverständniserklärung
Implantologie/Chirurgie

1. Ich bin über Wesen und Technik der Implantologie informiert worden und verstehe den Vorgang der chirurgischen Vorgehensweise. Es ist mir erklärt worden, dass ein Implantat in den Knochen hinein, unter das Zahnfleisch oder in den Zahn hinein zur Fixierung eingesetzt werden muss.

2. Alle alternativen Therapiemaßnahmen der zahnmedizinischen Rekonstruktion sind mir erklärt worden. Mein Zahnarzt hat sorgfältig meinen Mund untersucht. In einer beiderseitigen Aussprache habe ich mich für die implantologische Maßnahme entschieden.

3. Ich bin vollständig darüber aufgeklärt worden, dass mögliche Risiken oder Komplikationen bei jedem chirurgischen Eingriff, bei jeder Lokalanästhesie oder bei zusätzlichen Medikationen auftreten können. Über nachfolgende Komplikationen wie Schwellung, Schmerzen, Infektion oder allgemeines Unwohlsein bin ich informiert. Taubheiten der Lippe, Zunge, Wange, Kinn oder Zähne können auftreten. Die exakte Dauer dieser Beeinträchtigung ist nicht vorauszusehen und mag in außergewöhnlichen Fällen auch irreversibel sein. Zusätzliche Infektionen der Wunde, des Gefäßsystems oder des umliegenden Gewebes sind möglich. Ich bin darüber informiert worden, dass Knochenfrakturen, Einbrüche in die Kieferhöhle, eine verzögerte Heilung oder allergische Reaktionen auf Medikamente oder auch Anästhetika auftreten können.

4. Es ist mir bewusst, dass ich alle Veränderungen oder über das Maß des Normalen hinausgehende Schwierigkeiten unverzüglich meinem Zahnarzt anzeigen muss.

5. Ich bin darüber aufgeklärt worden, dass es bis zu dem heutigen Zeitpunkt keine Methode gibt, um die Heilungsmöglichkeiten des Knochens und des Zahnfleisches von vornherein festzulegen. Der Heilungsverlauf ist individuell unterschiedlich. Nach dem Heilungsverlauf richtet sich aber die weitere Behandlung.

6. Bei mir wird ein zweiphasiges Implantat eingesetzt. Bei zweiphasigen Implantaten wird die Einheilphase zirka 3 bis 4 Monate, in Ausnahmefällen auch

wesentlich länger dauern. In dieser Zeit bleibt das Implantat unter der Schleimhaut gedeckt oder mit Schleimhaut weitestgehend abgedeckt in Ruhe.

7. Ich bin darüber informiert worden, dass keine Erfolgsgarantie für Implantate gegeben werden kann. Für den Fall eines Misserfolges muss das Implantat sofort entfernt werden. Den Zeitpunkt der Entfernung bestimmt mein Zahnarzt.

8. Ich bin darüber informiert worden, dass eine peinlichst genaue Mundhygiene um die Implantate vorgenommen werden muss. Den implantologischen Erfolg werde ich durch eine optimale Mundhygiene wesentlich unterstützen.

9. Ich bin darüber informiert worden, dass exzessives Rauchen, Alkoholgenuss und parafunktionelle Belastungen meiner Implantate den Erfolg wesentlich beeinträchtigen können.

10. Ich verspreche, den Anweisungen meines Zahnarztes Folge zu leisten und erkläre mich mit einer vierteljährlichen regelmäßigen Kontrolle einverstanden. Bis auf Widerruf bin ich mit einem regelmäßigen Anschreiben einverstanden. Die Kosten des Recalls (Kontrolluntersuchung) werden von mir ungeachtet des Zuschusses einer Krankenversicherung/Beihilfestelle ausgeglichen.

11. Ich habe meinen Zahnarzt über alle zahnmedizinischen und medizinischen Hintergründe aufgeklärt und habe zusätzlich einen ärztlichen Fragebogen an einen Arzt erhalten. Ich werde den Arzt anweisen, den Untersuchungsbogen ausgefüllt an meinen behandelnden Zahnarzt weiterzuleiten.

12. Ich bin mit Röntgenaufnahmen und Fotografieren während des chirurgischen Eingriffes und bei nachfolgenden Untersuchungen einverstanden.

13. Ich bin darüber informiert worden, dass möglicherweise nicht alle Material- oder Materialnebenkosten von der Versicherungsgesellschaft ausgeglichen werden. Ich verpflichte mich, diese auszugleichen.

14. Ich bin damit einverstanden, dass die Implantatbohrungen mit neuen, nur für mich zu verwendenden Fräsen vorgenommen werden. Mögliche Kürzungen durch die Krankenkassen/Beihilfestellen gehen nicht zulasten meines Zahnarztes.

15. Nachfolgende Untersuchungen oder Auswechseln von Implantatteilen oder Veränderungen der Gesamtkonstruktion müssen von mir ohne Rücksicht auf die Bezuschussung durch Krankenkassen oder Krankenversicherungen ausgeglichen werden.

16. Über mögliche gutachterliche Verfahren bei implantologischen Leistungen bin ich informiert worden. Mein Zahnarzt hat mich dahingehend unterrichtet, dass er alle im Rahmen des normalen Praxisablaufs mögliche Fragen zur gutachterlichen Stellungnahme beantworten wird. Mögliche Kürzungen des Honorars durch die Krankenkasse/Versicherungen werden von mir einseitig ohne Rücksprache mit meinem behandelnden Zahnarzt nicht abgezogen.

....
Ort/Datum   Unterschrift des/der Zahnarztes/ärztin

....
Ort/Datum   Unterschrift des/der Patienten/tin

....
Ort/Datum   Unterschrift des/der Zahlungspflichtigen

Anlage 6

Einverständniserklärung Augmentation

Name: _____

Anschrift: _____

Ich bin von Herrn/Frau _____ darüber aufgeklärt worden, dass bei einem augmentativen Verfahren (Knochenaufbaumaßnahmen) Bio-Oss verwendet wird.

Es ist mir auch bekannt, dass Bio-Oss-Knochenersatz nach allen zur Verfügung stehenden Testmethoden (Screening-Verfahren) von Infektion und Risikofaktoren frei ist.

Auf der Grundlage der jetzt geltenden Gesetzgebung fällt Bio-Oss nicht unter das Arzneimittelgesetz und muss daher auch nicht vom Bundesgesundheitsamt genehmigt werden. Eine Genehmigung liegt bis zum jetzigen Zeitpunkt auch nicht vor.

Ich habe die Risiken verstanden, sie wurden mir in verständlicher Sprache erklärt.

Ich habe keine weiteren Fragen mehr und gebe mein Einverständnis.

_____, den _____

_____   _____
Zahnarzt/Zahnärztin   Patient/in

Anlage 7

Einverständniserklärung
Chirurgie

Patient/in:..

Ich erkläre mich hiermit einverstanden von Herrn/Frau Dr. Mustermann operiert zu werden. Ich wurde über meine Erkrankung und über die Behandlungsmöglichkeiten im Einzelnen sowie über die Bedeutung, Tragweite und Notwendigkeit etc. der Operation und sonstigen Behandlungsmaßnahmen unterrichtet und bin mit der vorgesehenen Behandlung bzw. Operation einverstanden, auch dann, wenn sich während der Operation eine Erweiterung oder Abänderung des Eingriffes als ärztlich angezeigt erweisen sollte. Auf die Möglichkeit von Komplikationen (vor allem Nervenverletzungen und deren Folgen im Mund- Kiefer- und Gesichtsbereich) bin ich hingewiesen worden, ebenso darauf, dass ein bestimmter Heilungserfolg nicht garantiert bzw. nicht mit Sicherheit vorausgesagt werden kann.

Folgendes gilt nur für Privatpatienten:

Außerdem wurde ich darauf hingewiesen, dass je nach Schwierigkeit, Zeitaufwand und Umständen des Eingriffes der 2,3-fache Steigerungsfaktor der Gebührenordnung überschritten werden kann und dass eine Erstattung der Vergütung durch Erstattungshilfen (z. B. Beihilfe o. ä.) möglicherweise nicht in vollem Umfang gewährleistet ist.

....
Ort, Datum   Unterschrift des Patienten

(Bei Minderjährigen und Geschäftsunfähigen Unterschrift der gesetzlichen Vertreter!)

Merkblatt
Implantologie

Das Verhalten nach einer Implantation, Transplantation und Reimplantation, Augmentation

1. Am Operationstag und an den zwei folgenden Tagen nicht rauchen und keinen übermäßigen Alkohol- oder Koffeingenuss.

2. Keine körperlichen Anstrengungen (z. B. Sport, Sauna etc.).

3. Essen und Trinken erst nach Abklingen der örtlichen Betäubung.

4. Nur flüssige und weiche Nahrung zu sich nehmen, auf Milch- und Mehlspeisen möglichst verzichten.

5. Nicht im Bereich des Implantates kauen.

6. Durch äußerst genaue Mundhygiene die anderen Zähne oder Kieferbereiche pflegen.

7. Den Mund im Bereich der Wunde nur ausspülen. In der Zeit der Einheilung keine Munddusche oder elektrische Zahnbürste im Bereich der Wunde verwenden. Nach dem Essen kurz mit lauwarmem Wasser spülen.

8. Weder den Implantatbereich mit dem Finger berühren, noch mit der Zunge an den Fäden spielen.

9. Bei eventuellen Nachblutungen kurzfristig auf ein sauberes Taschentuch oder eine Mullbinde beißen. Sollte die Blutung nach einer halben Stunde noch nicht zum Stillstand gekommen sein, sofort den Zahnarzt anrufen.

10. Schwellungen im Bereich des Operationsgebietes, der Wangen und des Kinns sind normal und werden nach wenigen Tagen abgeklungen sein. Eine Linderung erfolgt durch Kühlung von außen.

Einnahme von Medikamenten nach operativem Eingriff

1. Antibiotika: _____

- ❏ 3 x täglich 1 Tablette
- ❏ ab sofort
- ❏ bitte alle Tabletten einnehmen

2. Kortikoide: _____

- ❏ 3 x täglich 1 Tablette
- ❏ ab morgen
- ❏ zirka 3–4 Tage, bis die Schwellung nachgelassen hat

3. Analgetika: _____

- ❏ nach Bedarf (Tag/Nacht)

4. Antibakterielle Mundspülung: _____

- ❏ ab morgen
- ❏ 3 x täglich

5. Isotonische Kochsalzlösung   ❏ bitte uns zurückbringen!

6. Kortikoide   ❏ bitte uns zurückbringen!

7. Magenschutzpräparat _____

Ende der Antibiotikaeinnahme _____

Anlage 10

Kontrolluntersuchungen

IMPLANTATPASS

Patient/in:

_____

Dr. Mustermann
Zahnarzt
Tätigkeitsschwerpunkt
Implantologie

0000 Musterstadt
Musterstraße 0
Tel. 0000/00000
Fax: 0000/000000

Bei mir wurde folgende zahnärztliche Implantatversorgung vorgenommen:

Typ (Chargen-Nr., Länge Ø)	Regio	Datum

Über die Risiken, Möglichkeiten und Vorteile dieser zahnmedizinischen Maßnahme wurde ich vor Beginn der Behandlung eingehend aufgeklärt.

Der ursächliche Zusammenhang zwischen Erfolg und Misserfolg dieser Behandlungsmethode und regelmäßigen Kontrolluntersuchungen sowie intensiver und effektiver häuslicher Pflege ist mir bekannt.

Ich verpflichte mich daher zu mindestens zwei Kontrolluntersuchungen im Jahr und werde mich bei der geringsten Veränderung im Bereich des Implantates sofort mit meinem Zahnarzt in Verbindung setzen.

Dieser Ausweis sollte bei allen Behandlungen, auch durch andere Ärzte oder Zahnärzte vorgelegt werden.

_____
Unterschrift des/Patienten/in

Merkblatt
Chirurgie

Das Verhalten nach Entfernen der Fäden

1. Die Wunde spülen und mit einer weichen Zahnbürste putzen und pflegen. Je besser die Wunde verheilt ist, desto stärker und intensiver kann die Massage durch die Zahnbürste im Bereich des Operationsgebietes sein.

2. Bei Schmerzen oder ungewöhnlichen Erscheinungen wie Zahnfleischbluten, Reizzuständen und Schwellungen müssen Sie sofort die Praxis aufsuchen.

3. Falls Sie nicht genau wissen, wie die Zahnpflege zu erfolgen hat, fragen Sie bitte das Praxisteam.

4. Sollten Sie darüber hinaus Fragen haben, wenden Sie sich an mich oder an mein Praxisteam.

Nur für Implantatversorgungen:

5. Mindestens alle sechs Wochen erfolgt die Nachkontrolle des Implantates.

6. Nach der prothetischen Versorgung, die frühestens nach drei Monaten begonnen wird, muss das Implantat äußerst genau gepflegt werden.

Anlage 12a

Operationsprotokoll
Implantologie

Patient/Patientin: ....

	Ja	Nein
Raucher:	❏	❏

OP-Tag:_____ Beginn:_____ Ende:_____

	Ja	Nein
Prämedikation:	❏	❏

Blutdruck/Puls (prä): _____
gemessen (intra): _____
(post): _____

Anästhesien: Ja Material
Oberflächenanästhesie: ❏ _____
Infiltrationsanästhesie: ❏ _____
Leitungsanästhesie: ❏ _____
ITN-Anästhesie: ❏ _____

Aufklappung: Ja Skalpell Laser
lingual: ❏ ❏ ❏
palatinal: ❏ ❏ ❏
vestibulär: ❏ ❏ ❏
Kieferkammmitte: ❏ ❏ ❏

Eingesetzte Implantate:
Ja
wie in Planung: ❏

7	6	5	4	3	2	1	1	2	3	4	5	6	7

❏
❏

Chargen-Nr. des Implantats:
abweichend davon:

Anlage 12b

Defektausfüllung: ❏ ja ❏ nein

Material/Firma

Hydroxylapatit: _____
autologer Knochen: _____
homologer Knochen: _____
Knochenspanentnahme: _____
xenogener Knochen: _____
demineralisierter Knochen: _____

Abdeckung: Material/Firma

Schleimhautentnahme: _____
Schleimhauttransplantate: _____
Membrantechnik: _____
resorbierbar: _____
nicht resorbierbar: _____

Wundverschluss: (primär) ❏ ja ❏ nein

Material/Firma

Seidennaht: _____
resorbierbare Naht: _____
Gewebekleber: _____

Komplikationen:
Kein speicheldichter Verschluss: ❏
Mund-Antrum-Verbindung: ❏
Mund-Nase-Verbindung: ❏
Knochenperforation: ❏
Nervkanalperforation: ❏
Instrumentenbruch: ❏
Weichteilperforation: ❏
Gefäßverletzung: ❏
Starke Blutung: ❏
Aspiration: ❏
Sonstige: ❏

Bemerkungen:

....
Zahnarzt/Zahnärztin   Assistenz

Anlage 12c

Sinusbodenelevation Regio_____	❏ Ja	❏ Nein
Bone-Splitting Regio_____	❏ Ja	❏ Nein

	Firma	Charge	Verf.-Datum
Isotonische Kochsalzlösung NaCl. 0,9%			

Antiphlogistika ❏ Ja ❏ Nein

....
Behandelnder   Assistenz

Operationsbeschreibung:

Stichwortverzeichnis

Aberration 87
Abszedierung 95
Alternativtherapie 61, 67, 110 f.
Amoxycillin 57
Amoxycillinpräparat 56
Analogleistung 130
Anamnesebogen
- allgemeiner 119
- vom Hausarzt 119, 128
- zahnärztlicher 118
Anästhesie 29
Anlagerungsosteoplastik 95, 97
Anmeldung, telefonische 114
Antibiogramm 57
Antibiose 33, 40, 57, 71
Antibiose, prophylaktische 40
Antiphlogistika 33
Arteria lingualis 30
Arteria mandibularis 30
Arteria palatina 30
Artikulation 48
Aspiration 61
Aspirationsgefahr 61
Atemwege, Verlegung 31
Aufbauelement 45
- Fraktur 45, 47
Aufbauteile 49
Aufklärung 114
- über implantologische Versorgungen 115
- Gespräch 67, 123
- Pflicht, wirtschaftliche 122
- Verpflichtung 120
Auflagerungsosteoplastik 35
Aufnahmetechnik, digitalisierte 136
Augmentation 70, 95
- Material 95 f.
Ausbildung, implantologische 141
Ausnahmefälle gemäß § 30 SGB V 123
Außenkortikalis, Perforation 36
Autoinfektion 60
Bakterien 23

Beckenkammtransplantat 95 ff.
Befund, Erläuterung 123
Begleitkomplikation 62
Behandlung 72
- chirurgische 22
- Erfolg 12
- Ergebnis 49, 72
- Maßnahme 30, 32, 34 ff., 38 ff., 40 ff.
- Misserfolg 12
- Plan, implantologischer 115
- Plan, Korrektur 131
- Planung 26, 60
  - Auftrag 121
- Zeit, Aufnahme in die Karteikarte 137
- Zeitdauer 125
Belastung 47
Beratungsgespräche bei langjährigen Patienten 122
Beschwerden 89
Bestätigung des Termins 114
Bichat'scher Fettpfropfen 41
Blutstillung 32
Blutung 25, 30 f., 33
Blutung 31
- Komplikation 33
Bohrer 44
- Tiefenstopp 26, 74
Bohrschablone 37, 47, 74
Canalis mandibularis 27, 73
CE-Kennzeichnungen 135
Chemotherapie 70
Chlorhexidin 43, 55
Compliance 42, 65
Computertomogramm 26
Computertomographie (CT) 26, 116
Consensus Conference NIH 13
CT-Aufnahme 130
CT-Untersuchung 74
Dehiszenz 36
- knöcherne 36
- Bildung 70

Detoxikation 71
- chemische 56
Diagnose 39
Diagnostik 22, 35
Distanzhülse 77
- Bruch 48, 78
- Schraube 76
  - Fraktur 77
Dokumentation 137 f.
- Fotos 136
- mangelnde 121
Druckbelastung 30
Druckdolenz 37
Durchschnittskollektiv 13 f.
Eingriff
- chirurgischer (Sicherung) 132
- operativer (Dauer) 126
Einverständniserklärung 124, 130
Emphysem 40
Entzündung 30, 35, 38, 44
- periimplantäre 7, 53
Erkrankung, periimplantäre 52
Erziehungsberechtigter 131
Explantation 36, 77 f., 91
Exsudat 38
- entzündliches 37
Extensionskonstruktion 48
Extrusion 93 f.
Fistel 37, 62
Foramen mentale 26 ff.
- Tieferlegung 30
Fragment 42, 77
- apikales 91 f.
- Entfernung 41
Fraktur
- Aufbauelement 45, 47
- Gerüst 47
- Implantat 38
- Kiefer 33 f.
- Okklusalschraube 45
- Prothetikschraube 80
- Stegkonstruktion 80
Freilegungsoperation 62
Fremdkörperreaktion 41

Fusobacterium nucleatum 53, 57
GBR(Guided Bone Regeneration)-Technik 36
Gefäßverletzung 30
Gerinnung
- Status 33
- Störung 31
Gerüst, prothetisches 47
Gerüstfraktur 47 f.
Geschicklichkeit, manuelle 60
Gesichtsschwellung 95
Gesprächsprotokoll 118, 121
Gesprächstermin, zweiter 121
Gewährleistung 126
Gingiva
- fehlende fixierte 51
- Rezession 49
Guided-bone-Regeneration 36, 88
H_2O_2-Spülungen 40
Haemophilus actinomycetemcomitans 53, 57, 60
Hämatom 29 ff., 33, 42, 62
Hartgewebsaugmentation, periimplantäre 56
Hyaluronsäure 55
Hygienemotivationsfähigkeit 60
Hypästhesie 29, 73 f.
Immunstatus 44
- Verschlechterung 50
Implantat
- Aberration 84 f., 88
- Achsenrichtung 45
- Aufbauelement 47
- Breite 32
- Dislokation 86, 88
- Durchmesser 49
- durchmesserreduziertes 91
- Erwähnung von Fabrikat und Firma 135
- Einpflanzung 73
- Entfernung 51, 87
- Erfolg 12, 60 f.
  - Kriterien 13
- Extrusion 93 f.
- Form 50, 52, 61
- Fragment 39
- Fraktur 25, 38, 91 f.
- Freilegung 22
  - Operation 84
- Hygiene 49
- Inklination 32, 49
- Insertion 22, 89
- Lager 48
  - Gewebe 60
- Länge 32
- Lockerungsgrad 53
- Lockerungszunahme 23
- Lokalisation 45, 61
- Material 51
- Misserfolg 10, 12, 18, 22, 60
  - absoluter 18
  - relativer 19
- Mobilität 13, 38
- Nachsorge 48
- Oberfläche 51, 53, 61, 70 f.
- osseointegriertes 85
- Pass 132
- Planung 47
- Platzierung 46 f., 88
- provisorisches 82
- Recall 51, 54
- Revision 30, 36
- Stabilität 86
- System 61, 127
- Verankerung 48 f.
- Verlust 22, 44 f., 51, 53 f., 57, 61 f., 81
  - primärer 25, 44
  - sekundärer 50
  - Ursachen 51
- ungünstige Lokalisation und Achsenrichtung 45
Implantation, Abbruch 29
Implantat-Knochen-Kontakt 53
Implantogen 36
Implantoplastik 56
Indikationsstellung 24
Infektion 25, 37, 42
- bakterielle 52
- periimplantäre 57
Informations- und Aufklärungsgespräch, zweites 122
Insertionstechnik, falsche 25, 36
Inspektion, klinische 118
Instrument, Aberration 41
Instrumentenfraktur 41
- Risiko 42
Interimszahnersatz 134
Kariesdiagnostiktest 129
Kassenleistung 123
Kiefer- und Nasenhöhle, Eröffnung 25
Kiefer
- Fraktur 25, 33 f., 62
- Höhle 34 f., 84 ff., 87 f.
  - Boden 35, 84, 86
  - Revision 84
Kieferorthopädische Behandlung 93
Kieferspaltosteoplastik 93 f.
Knochen
- Abbau 53
  - periimplantärer 47
- Angebot 35
- Atrophie 35
- Defekt, periimplantärer 39
- demineralisierter 70
- Ersatzmaterial 95
- gefriergetrockneter 70
- Kavität 31
- Material 98
- Qualität 135
- Resorption 48
Komplikation 22, 26, 34, 42, 54, 60 ff., 72, 74, 98, 133
ästhetische 45, 49
funktionelle 45, 49
Konsensuskonferenz 13
Kontaktaufnahme, erste 114
Kontinuitätsuntersuchung 73
Kontrolluntersuchungen 134
Kooperationsbereitschaft 60

Kunststoffscaler 55 f.
Laborbelege 138
Lagerhaltung 125
Lagestabilität 48
Langzeitprovisorium 126
Laser, luftgekühlter 40
Laserbehandlung 130
Leistungen
- ohne Berechnung 138
- während des Behandlungstermins, Überblick 138
- Beschreibung gemäß § 2 GOZ
Lippen-Kiefer-Gaumen-Spalt-Behandlung 93
Liquidation 138
Lockerung
- Aufbauelement 45, 47
- Distanzhülse 48
- Gerüst 47
- Okklusalschraube 45, 47
- Prothetikschraube 48
Lokalanästhesie 29, 31, 73
Lokalanästhetikum 31
Luftbläseranwendung 40
Magnetresonanz 130
Mängelrüge 134
Maßnahme
- allgemeinmedizinische 50
- hygienische 127
Material- und Laborkosten, geschätzte 137
Medikamentenverordnung 132
Medikation, antikoagulative 32
Membran 70, 72
- Technik 56
Mesostruktur 46
Metallose 41
Metronidazol 57
Metronidazolgel 71
Metronidazolpräparat 56
Mikroflora, orale 61
Minderjährige 131

Misserfolg 22, 134
- absoluter 47
- durch Entzündungen 52
- Ursache 24, 62
  - chirurgische 25
  - prothetische 45
Mukositis 23, 52
- Behandlung 54
- periimplantäre 52, 54
- Therapie 55
Mund-Antrum-Verbindung 35
Mundboden
- Gefäße, Verletzung 31
- Senkung 39
Mundhygiene 49, 62
Muskelzüge 49
Myzeten 23
Nachbarzähne, Verletzungen 36
Nachblutungsursachen 31
Nachimplantation 78, 84, 91
Nachsorge 22, 48, 134
Nahttechnik 42
Nasenhöhle 34 f.
Nasenschleimhaut 30
Navigationsimplantologie 116, 129
Nephroblastom 70 f.
Nerv
- Beeinträchtigung 26, 30, 35
- Distalisierung 28
- Kontinuitätsbeeinträchtigung 29
- Läsion 29, 31 f.,
- Lateralisation 27
- Schädigung 26 f., 29
  - sekundäre 25, 29
- Verlagerung 30
- Verletzung 26, 28 f., 62
  - iatrogene 26
  - primäre 25
  - Risiko 27
Nervus
- alveolaris 25
  - inferior 27 ff., 73 f.
- infraorbitalis 25

- lingualis 25
- mentalis 25 f., 29
NIH-Consensuskonferenz 13
Nihil nocere 60
Oberkiefer
- Rekonstruktion 95
- Sandwichplastik 35
Ödem 32, 42
Okklusalschraube 45
Okklusion 48
Operationstechnik 42
OP-Protokoll 135
Osseointegration 36, 44, 47, 81
Osteointegration 94
Osteomyelitiden 95
Osteomyelitis 30
Osteoplastik 12, 30, 35, 93
PA-Behandlung 129
Parafunktionen 47, 76, 78 ff., 81
Passungenauigkeit 47
Patienten
- Aufklärung 29
- Auswahl 22, 24
- Compliance 42
- Information, Bestätigung des Empfangs 115
- Instruktion 54
  - postoperative 131
- überzeugen 127
Perforation 37, 73
Periimplantitis 23, 30, 47, 52 ff., 56
- Behandlung 40, 55
- Formen 56
- Gefahr 47
Periotestwert 61
Planung, präoperative 22, 32 f., 47
Plaque 54
- Akkumulation 55
Porphyromonas gingivalis 53, 57
Presspassung 87
Prevotella intermedia 53, 57
Primärstabilität 36 f.
Privatrezept 132

Prognosefaktoren 61
Prophylaxemaßnahme 30, 32, 34 ff., 38 f., 40 f., 43 f., 47 ff., 54
Prothetik 61 f.
- Aufbau 50
- Schraube 48
  - Fraktur 80
Protozoen 23
Prozess, osteomyelitischer 95
PRP 130
Pulverstrahlgerät 40, 56
Recall 62, 78
- Intervall 62, 137
- Sitzung 48
Rechnungslegung 138
Rekonstruktion, prothetische 137
Restbezahlung 60
Revision, chirurgische 55
Rezidiv, periimplantäres 60
Rhinitis 35
Rhinogen 35
Risiko 125
- Aufklärung 120
Röntgenaufnahme 116, 123
Rötung 37
Schaltlücke 93
Schleimhautirritation 25, 39
Schlifffacetten 76
Schmerzen 23, 37, 89, 95
Schraubenimplantat 70, 73 f., 76, 88
Schwellung 37, 62
Selbstbestimmungsaufklärung 120
Sensibilität 74
- Störung 30
Sequester 70
Sicherheitsabstand 74
Sicherungsaufklärung 120
Sinusbodenelevation 135
Sinusitis 35 f., 62
- Behandlung 36
- maxillaris 25, 35
Sinuslift 35, 95, 97

- nach Summers 35
Sinusschleimhaut 35
Sleeping Implant 18, 47
Sofortversorgung 82
Spätfraktur 34
Speicheltest 129
Spina nasalis anterior 39
Spinamodellation 39
Spritzenverletzung 26
Spülung 57
- antimikrobielle 55
- periimplantäre 55
Steg 80
- Konstruktion, Fraktur 80
Steg- und Prothetikschraubenfraktur 81
Störung, phonetische 50
Summers-Lift 88
Suprakonstruktion 47, 91 f.
Suprastruktur 46, 50, 94
- Passgenauigkeit 48
Taschentiefe 61
Tätigkeitsschwerpunkte 110, 141
Teilzahlungen 138
Temperatur 37
Testverfahren, mikrobiologische 54
Therapie
- Erläuterung 125
- Plan 124
Tiefenmarkierung 74
Tiefenstopp 26, 74 f.
Trauma 44
Tumor, oropharyngealer 14, 62
Überbelastung 38, 82
- biomechanische 46, 52, 55
- kaufunktionelle 50
Übergangsimplantat 82
Überweisung 125
Unterkieferfraktur 34
Unterschrift, rechtsgültige 131
Untersuchung
- computertomographische 74

- mikrobiologische 57
Verhaltensnormen 131
Versicherungsgesellschaft, Schriftverkehr 125
Versorgung, prothetische 22
Vestibulumplastik 39, 89
Viren 23
Vitaminpräparate 29
Vorbehandlung 55
Weichgewebsnekrose 89
Weichteilabschluss, periimplantärer 53
Wunddehiszenz 32, 42 f.
Wundödem 29 f., 32 f.
Wundverschluss 42
Wurzelspitzenresektion 37
Zahnersatz, herausnehmbarer 126
Zahnfleischepithese 50
Zahnreinigung, professionelle 129
Zahntechniker, Absprache 137
Zielleistung 125
Zitronensäure 56
Zunge
- Hypertrophie 50
- Verkleinerung 50

Ihre individuelle Bibliothek der praktischen Zahnheilkunde zum günstigen Preis

Die neue Spitta-Fachbuchreihe

greift die aktuellen Themen der Zahnmedizin praxisnah auf und bringt sie zielgerichtet auf den Punkt. Lösungsorientiert unterstützt sie den Zahnarzt in seinem beruflichen Alltag – durch praxisorientiertes und praxiswirksames Expertenwissen.

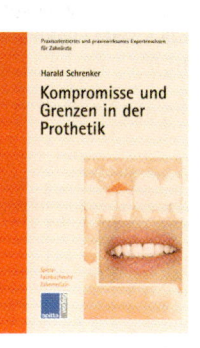

Band 1

Harald Schrenker
Kompromisse und Grenzen in der Prothetik
170 Seiten, 140 Farbabbildungen, ISBN 3-934211-61-5, € 34,80

Ausführlich beschrieben sind die psychologischen, geriatrischen und fachlich-funktionellen Aspekte der prothetischen Versorgung. Der Autor zeigt detailliert und nachhaltig, welch große Bedeutung dabei dem sorgfältigen individuellen Abwägen all dieser Faktoren zukommt. Grenzsituationen der Prothetik können so verantwortungsvoll zu einem langfristigen Behandlungserfolg geführt werden.

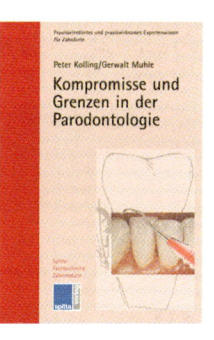

Band 2

Peter Kolling/Gerwalt Muhle
Kompromisse und Grenzen in der Parodontologie
240 Seiten, 60 Farbabbildungen und 20 Tabellen
ISBN 3-934211-62-3, € 34,80

Die Autoren zeigen auf, wie sich unter sorgfältig dokumentierter Beratung und Patientenaufklärung eine individuelle Parodontaltherapie sicher realisieren lässt. Neben präventiven Grundsatzüberlegungen berücksichtigen sie auch prothetische, endodontische, ästhetische und funktionelle Aspekte.

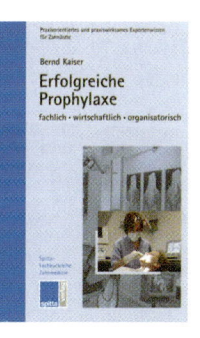

Band 3

Bernd Kaiser
Erfolgreiche Prophylaxe. Fachlich – wirtschaftlich – organisatorisch
222 Seiten, 16 Schwarzweiß-, 22 Farbabbildungen, Tabellen und Flowcharts, ISBN 3-934211-63-1, € 34,80

Dieses Praxishandbuch stellt die wesentlichen Säulen einer gut funktionierenden und Erfolg versprechenden Prävention vor, die sich auf ein fundiertes Fachwissen sowie organisatorisches und wirtschaftliches Know-how stützt. Der Autor setzt sich mit Behandlungserfolg und Troubleshooting der einzelnen Maßnahmen auseinander. Ein weiteres Hauptaugenmerk richtet er auf Organisation, Marketing und Betriebswirtschaft der erfolgreichen Prophylaxepraxis.

Stellen Sie Ihre individuelle Bibliothek zusammen:
Die aktuellen Fachbücher kommen direkt zu Ihnen nach Hause. Einfacher geht es nicht, kompetent und praxisrelevant über aktuelle Themen der Zahnheilkunde informiert zu werden!